ÉTUDE COMPARATIVE

DU

RHUMATISME ARTICULAIRE AIGU

ET

DES POUSSÉES AIGUES DU RHUMATISME CHRONIQUE

ÉTUDE COMPARATIVE

DU

RHUMATISME ARTICULAIRE AIGU

ET

DES POUSSÉES AIGUES DU RHUMATISME CHRONIQUE

PAR

Le Docteur Gustave DAVAINE
DE LA FACULTÉ DE MÉDECINE DE PARIS

Précédé d'une préface

Du Dr E. LANCEREAUX
Officier de la Légion d'Honneur
Professeur agrégé
Médecin Honoraire de l'Hôtel-Dieu
Membre de l'Académie de Médecine

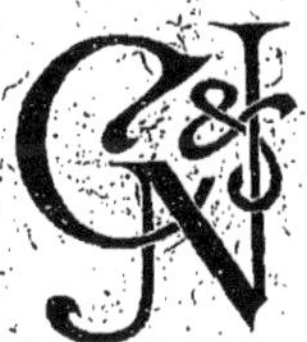

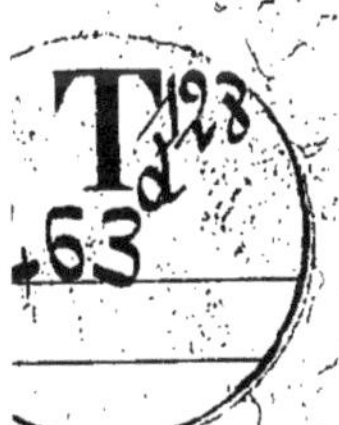

PARIS
GEORGES CARRÉ ET C. NAUD, ÉDITEURS
3, RUE RACINE, 3

1897

ÉTUDE COMPARATIVE

DU

RHUMATISME ARTICULAIRE AIGU

ET

DES POUSSÉES AIGUËS DU RHUMATISME CHRONIQUE

PAR

Le Docteur Gustave DAVAINE

DE LA FACULTÉ DE MÉDECINE DE PARIS

Précédé d'une préface

Du Dr E. LANCEREAUX

Officier de la Légion d'Honneur
Professeur agrégé
Médecin Honoraire de l'Hôtel-Dieu
Membre de l'Académie de Médecine

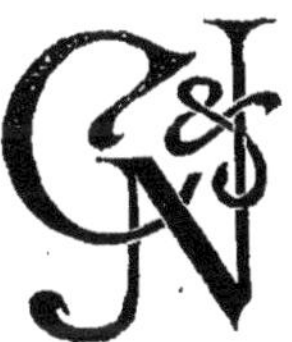

PARIS
GEORGES CARRÉ ET C. NAUD, ÉDITEURS
3, RUE RACINE, 3

1897

PRÉFACE

Malgré de trop nombreux travaux, l'identité du rhumatisme articulaire aigu et du rhumatisme chronique depuis longtemps admise est la doctrine qui continue à régner. Cependant, c'est là une erreur absolue et aussi grande que celle qui ferait de la scarlatine et de la variole une seule et unique maladie, sous prétexte que l'une et l'autre localisent leurs effets au même tégument.

Un de mes bons élèves, le docteur Gustave Davaine, en présence d'une confusion regrettable, a pris la peine de montrer les différences que présente chacune de ces manifestations pathologiques. Le tableau qu'il en donne offre la plus grande clarté, ce qui me permet de penser que son travail rendra définitive la division de ces états qui sont : l'un, le rhumatisme articulaire aigu, l'expression d'une maladie infectieuse ; l'autre, le rhumatisme chronique, le syndrome d'une maladie constitutionnelle.

Qu'il me permette donc de lui adresser mes félicitations et mes remerciements.

E. Lancereaux.

AVANT-PROPOS

En terminant nos études médicales, nous sommes heureux de pouvoir dire à notre illustre Maître, M. le docteur Lancereaux, combien est grande notre admiration pour sa haute science et combien nous ressentons de gratitude pour la bienveillance avec laquelle il nous a accueilli dans son service pendant plus de deux ans.

C'est lui qui nous a appris à nous reconnaître dans le vrai dédale qu'est aujourd'hui la pathologie.

Qu'il nous permette encore de lui exprimer notre vive reconnaissance pour l'intérêt qu'il nous a témoigné en nous confiant le présent travail, et en mettant à cet effet à notre disposition plus de 700 observations de rhumatisme aigu et de rhumatisme chronique.

Que M. le Professeur Laboulbène, l'un des amis les plus anciens et les plus dévoués de notre regretté parent, le docteur Joseph-Casimir Davaine, prédécesseur et émule de Pasteur, veuille bien recevoir l'hommage de notre vive reconnaissance pour le grand honneur qu'il nous fait en acceptant la présidence de cette thèse.

Nous tenons aussi à exprimer tous nos remerciements à notre excellent ami, M. Paulesco, pour ses conseils et son aide dans la rédaction de ce travail.

HISTORIQUE

Le mot rhumatisme (ῥεῦμα fluxion, épanchement) était connu dans l'antiquité (Hippocrate, Gallien, Paul d'Egine), et servait à désigner des maladies à fluxion ou à déplacements d'humeurs. Ce que l'on comprend aujourd'hui sous la dénomination de rhumatisme, c'est-à-dire certaines affections articulaires, étaient alors désignées sous le nom d'arthritis.

Baillou (1560 à 1616) (1), le premier, dans un ouvrage posthume, *de Rhumatismo*, 1635, sépara de la podagre une affection plus mobile qui parcourt ses périodes à la manière des maladies aiguës au lieu de procéder par des retours périodiques. Il donna le nom de rhumatisme « aux douleurs dans les parties externes ».

Sydenham (1683) accentue la distinction entre la goutte et ces affections douloureuses des parties externes. Il s'exprime en ces termes : « Quand le rhumatisme n'est pas accompagné de fièvre, il passe souvent sous le nom de goutte, quoiqu'il en diffère essentiellement......Il arrive parfois que les douleurs cessent d'elles-mêmes, mais alors les parties affectées demeurent entièrement privées de mouvements pendant tout le reste de la vie. Les articulations des doigts sont, pour ainsi dire, renversées ; il y a,

(1) Baillou. 1635. De rhumatismo et pleuritide dorsali. *Op. Omn. Genevae*, 1762, t. IV, p. 313.

comme dans la goutte, des nodosités, surtout au côté interne des doigts (1) »

Mais Sydenham, malgré sa grande autorité, ne fut pas suivi dans cette voie.

Boerhave (1709) relevant lui-même d'un rhumatisme grave, parcourut tous les auteurs anciens et dit qu'il n'en retira pas grand profit, sauf de Sydenham seul.

Sarcone, (1761), dit : « Lorsqu'on cherche le mot *rhumatisme*, dans les anciens monuments de la médecine, on n'y trouve rien qui désigne une maladie en soi. »

Sauvage (1767) n'a qu'une idée bien peu nette du *rhumatisme* ou *fourbure* qui, pour lui, est une « douleur de longue durée » et qui se rattache au scorbut, à l'hystérie, aux vers, etc...

Pitcairn (1788), le premier, soupçonne la relation qui existe entre le rhumatisme et certaines maladies de cœur, et il emploie le terme de « rhumatisme du cœur ».

Cullen (1790) décrit le rhumatisme articulaire aigu avec soin ; il en trace les grands caractères cliniques : mobilité des fluxions, sueurs profuses, etc... Il insiste sur sa nature inflammatoire et sur son origine qui remonte le plus souvent à une cause externe.

Baillie (1797), se rallie à l'idée de Pitcairn. Il parle d'inflammation avec augmentation de volume du cœur, avec palpitations sensibles à la palpation et à la vue et irrégularité du pouls.

« Les causes, écrit-il, de cet accroissement morbide du cœur sont peu connues ; il est possible, cependant, que

(1) SYDENHAM, Histoire des maladies aiguës, chapitre VI, 1670.

le rhumatisme en soit quelquefois la cause. Le docteur Pitcairn l'a observé ainsi en plusieurs cas. »

Landré-Beauvais (1800), interne de Pinel à la Salpêtrière, prend comme sujet de thèse inaugurale : Doit-on admettre une nouvelle espèce de goutte, sous la dénomination de goutte asthénique ? — Dans ce travail, l'auteur différencie le rhumatisme de la goutte et du rhumatisme aigu. Parlant de la goutte asthénique, il dit : « Elle se manifeste par des engourdissements des articulations, le gonflement, la rougeur, la douleur, la difficulté des mouvements ; les souffrances qu'elle cause sont égales la nuit et le jour et ont une marche continue depuis leur invasion, jusqu'à ce qu'elles abandonnent une partie pour se porter sur une autre. Les mouvements restent difficiles, après que les autres symptômes ont disparu. Il est même assez fréquent que ces articulations soient ensuite contournées, tuméfiées et plus ou moins complètement ankylosées... Contrairement au rhumatisme articulaire aigu qui débute comme une maladie et qui, dans la suite seulement, paraît avoir moins de violence, les premiers accès de goutte asthénique primitive sont souvent moins forts que ceux qui les suivent, et il n'est même pas rare qu'ils soient sans fièvre... Enfin les tophus paraissent être une terminaison assez fréquente de la goutte ordinaire ancienne ; on n'a vu dans la goutte asthénique que le gonflement des os, leur ramollissement, leur union entre eux et la suppuration des articulations.

Barthez (1803) regarde, comme étant le siège du rhumatisme articulaire, les parties musculaires qui sont situées entre les articulations.

Gasc (1803) dit : « J'appelle rhumatisme articulaire cet état inflammatoire des membranes fibreuses et de l'expansion tendineuse dont l'organisation et l'appareil servent à la fonction des os entre eux. » Et plus loin : « La goutte asthénique diffère encore du rhumatisme en ce qu'elle dure plus longtemps, revient plus souvent et se guérit rarement, tandis que le rhumatisme aigu n'attaque qu'une ou deux fois dans la vie, ne dure pas si longtemps et se guérit plus aisément. »

Louis Odier, de Genève, en 1800, 1801 et 1804, dans son cours aux officiers de santé du département du Léman et dans son *Manuel de médecine pratique*, signale l'affection rhumatismale du cœur et ajoute que ses symptômes subsistent après le rhumatisme et dégénèrent en maladies chroniques.

David Dundas rapporte sept cas d'affections organiques du cœur constatées à l'autopsie chez des sujets qui avaient eu une ou plusieurs attaques de fièvre rhumatismale.

Heberden (1804) décrit l'affection qui porte son nom. Il montre que le rhumatisme chronique ne débute pas par le gros orteil et que, pour être moins douloureux que la goutte, il n'en amène que plus rapidement des déformations considérables, voire même l'impotence des membres.

Haygarth (1803-1815) étudie les nodosités ajoutées à l'arthrite. Il montre que ces nodosités (ostéophytes) ne sont pas des concrétions juxtaposées, mais que ce sont des néo-formations propres à certains rhumatismes des jointures.

Chomel (1813), dans son Essai sur le rhumatisme dit,

à propos des lésions du rhumatisme chronique : Si ces lésions sont l'effet du rhumatisme, il est probable qu'elles n'en sont pas l'effet immédiat. « D'autre part, il avait déjà vu la péricardite succéder au rhumatisme et causer la mort des malades. Toutefois, il range au nombre des théories sans fondement celle qui rapporte au rhumatisme diverses affections des séreuses, comme les pleurésies, etc.

Mathey de Genève (1814) disait, dans le *Journal général de médecine*, tome 52, janvier 1815, p. 144 : « De tous les organes internes, le cœur est assurément celui qui doit être le plus susceptible d'éprouver l'inflammation rhumatismale. »

Lobstein (1833), dans son Traité d'anatomie pathologique, tome II, p. 207, parle de l'état éburné des os, des ostéophytes et de l'ostéoporose, et il montre que l'usure de l'os n'est pas incompatible avec la présence des ostéophytes.

Colles (1839) va plus loin, et dit : « Deux processus très opposés ont lieu en même temps : absorption de l'os ancien et de son cartilage d'incrustation et formation d'un os nouveau. »

Adams (1839) arrive à une connaissance parfaite de ces lésions, ce qui a permis à M. Charcot de dire : « C'est surtout à Adams, contemporain et compatriote de Colles, que nous devons les meilleures études sur ce sujet. En ce qui concerne l'examen à l'œil nu, ses descriptions ont laissé fort peu de chose à désirer. »

Bouillaud (1836-1840), armé de l'auscultation que le génie de Laënnec venait de découvrir la veille, éclaira d'un jour nouveau la question, jusqu'alors si complexe, du rhumatisme aigu. Il démontra d'une façon péremptoire l'existence du rhumatisme cardiaque que ses devanciers n'avaient fait, pour ainsi dire, que soupçonner. Il prouva que la lésion réside dans l'inflammation de la synoviale, que la péricardite et l'endocardite survenant dans le cours du rhumatisme articulaire aigu ne sont qu'un rhumatisme du tissu fibro-séreux du cœur.

Ayant, dès 1832, ausculté systématiquement tous les malades qui passaient dans son service, il put, en 1836, formuler les deux propositions de sa fameuse loi des coïncidences : 1° « Dans le rhumatisme articulaire aigu, violent, généralisé, la coïncidence d'une endocardite, d'une péricardite ou d'une endo-péricardite est la règle, la loi; la non-coïncidence, l'exception. 2° Dans le rhumatisme articulaire aigu, léger, partiel, apyrétique, la non-coïncidence d'une endocardite, d'une péricardite ou d'une endo-péricardite est la règle ; la coïncidence, l'exception.

Mais n'oublions pas que Bouillaud confondait avec le rhumatisme aigu le rhumatisme chronique et les pseudo-rhumatismes.

Bonnet (*de* Lyon) en 1845, distingue du rhumatisme articulaire chronique, toutes les autres affections des jointures.

Smith, en 1847, étudie surtout ce qui a trait au rhumatisme osseux partiel.

Puis viennent les études de Redfern, en Ecosse, 1849 ; de Froriep et Romberg, (1843-1851), en Allemagne.

Il faut reconnaître toutefois que le rhumatisme chronique était encore bien mal connu quand Broca en 1847, présenta à la Société anatomique (1), l'articulation du coude d'un homme de 40 ans environ qui offrait dans les parties fibreuses, des productions osseuses dont la plus grosse du volume de l'olécrane s'observait dans le ligament antérieur qui était manifestement raccourci ; deux autres masses de même nature existaient de chaque côté de l'humérus, le ligament postérieur très développé s'insérait à sa partie supérieure par l'intermédiaire d'une 4me production osseuse intimement confondue avec le tissu propre de l'humérus.

Deville, seul, dit qu'il croyait qu'il s'agissait là de l'affection décrite sous les noms « *d'usure des cartilages* (Cruveilhier), *arthrite séche*, *maladie de la hanche chez les vieillards*, bien qu'on l'observe également chez les adultes. Elle peut du reste commencer à se développer dans les tissus fibreux ou osseux.

En 1848, *Broca* présente de nouveau à la même Société (2) une articulation scapulo humérale dont « toutes les parties fibreuses de la capsule sont encroûtées de matières calcaires analogues à la substance osseuse ». Le cartilage est épaissi au centre, aminci sur les bords, etc. Deville voit encore là une *arthrite séche*. Il dit qu'il prépare une monographie sur cette affection, car on ne trouve chez les auteurs que quelques faits, que personne n'a songé à la généraliser, « à la présenter en corps de doctrine » ; Deville considère 3 périodes dans l'arthrite sèche :

(1) Société anatomique, 1847, t. XXII, p. 272.
(2) Société anatomique, 1848, t. XXIII, p. 141.

La 1re période est caractérisée par l'injection générale de la synoviale.

Dans la 2me période, on voit des franges synoviales, des filaments qui flottent libres dans la cavité articulaire.

Dans la 3me période, se montre la déformation des surfaces articulaires par formation d'un os nouveau ou par destruction de l'os ancien.

En 1850, on présente, toujours à la même Société (1), un certain nombre de pièces offrant tous les caractères de l'arthrite sèche. Dans le *compte rendu des travaux de la Société anatomique pour l'année 1850* (2), Broca étudie longuement l'arthrite sèche et en fait définitivement l'histoire anatomique depuis son début à la synoviale jusqu'à ses altérations ultimes dans le tissu osseux. A partir de ce moment, on voit les monographies se succéder.

En 1853, paraissent les thèses de *Charcot* (3) *et de Trastour* (4).

Charcot fixe les caractères de la douleur, parle des tremblements parfois si considérables ; il décrit les jointures qui paraissent énormes par suite de l'atrophie des muscles, la déviation des membres, les stalactites osseuses ou même les têtes des os subluxés semblant sur le point de percer les téguments, surtout au niveau des petites articulations. Il mentionne l'état de la peau, la rougeur

(1) Société anatomique, 1850, t. XXV, p. 44, 68, 88, 91. 239, 298.

(2) p. 435 et suivantes.

(3) CHARCOT. Etude pour servir à l'histoire de l'affection etc. *Thèse*. Paris 1853.

(4) TRASTOUR. Du rhumatisme goutteux chez la femme. *Thèse*. Paris 1853.

et le gonflement œdémateux au niveau des petites jointures. Pour expliquer les phénomènes de rétraction musculaire, de déviation des membres et surtout des doigts et des orteils, il se demande si les contractions musculaires spasmodiques ne seraient pas l'expression d'actions réflexes morbides produites par les lésions articulaires ; ou bien s'il faut invoquer pour les expliquer une affection des nerfs moteurs ou d'une partie centrale du système nerveux? « La généralisation des déviations à toutes les portions du membre supérieur ou inférieur, la symétrie avec laquelle elles se produisent, s'accommoderaient assez bien de l'une ou de l'autre de ces suppositions que nous n'admettrons d'ailleurs qu'avec la plus grande réserve » (1)

Trastour (2) (1853) qui avait travaillé avec Charcot, indique des faits analogues à ceux de ce dernier : il termine son étude par le parallélisme de la goutte et du rhumatisme goutteux.

Vidal (3) (1855) signale chez les rhumatisants chroniques les migraines, la dyspepsie, la polyurie, etc., la peau est mince, par cheminée, comme collée sur les os, tous ses éléments sont atrophiés, déterminant une sorte de sclérodermie. L'atrophie musculaire parfois extrême, peut être assez marquée pour constituer une forme spéciale de l'affection. Les travaux d'Ollivier et Ranvier, de Charcot, de Cornil et Ranvier, de Vergeley ont établi d'une façon définitive l'anatomie pathologique du rhumatisme chronique,

(1) Charcot *Thèse* 1853 p. 26.
(2) Trastour *Thèse* de Paris 1853.
(3) Vidal *Thèse* de Paris 1855.

« Enfin, c'est en dernier lieu aux travaux réunis de Füller, Garrod, Charcot, Cornil et Ranvier qu'est due en plus grande partie, la constitution actuelle de l'anatomie pathologique et de la nosographie des formes profondes du rhumatisme chronique que Charcot a présentées dans leur ensemble complet au cours des remarquables leçons de la Salpêtrière et dont la publication est due à Ball (1). »

Dans ces leçons, Charcot dit que le rhumatisme chronique est une maladie ancienne, qu'il en a eu la preuve en constatant dans l'atlas de *l'osteologia Pompeiana* du professeur Delle Chiaje, de Naples, des lésions articulaires qui sont identiques à celles que nous trouverons dans les planches de l'ouvrage classique d'Adams.

Charcot s'efforce de démontrer « que le rhumatisme aigu, le rhumatisme chronique et le rhumatisme subaigu, qui sert de transition entre ces deux points, ne sont au fond qu'une seule et même affection.

Füller (1860), séparait déjà le rhumatisme chronique, du rhumatisme aigu ; il disait : Le rhumatisme chronique tient une place entre le rhumatisme et la goutte ; n'étant identique ni avec l'un ni avec l'autre ; il présente quelques-uns des caractères de ces deux affections..... il n'a aucun rapport avec l'une ou l'autre de ces maladies, sauf en ce qu'il est une maladie constitutionnelle produisant des manifestations locales vers les jointures (2).

M. le Professeur *Jaccoud* a, le premier, décrit une

(1) Besnier. Art. du *Dict. encycl. des sciences médicales*, n. 659.

(2) Fuller ou rheumatism rhumatic. gout, and sciatica. London, 1860.

forme spéciale de rhumatisme : « le rhumatisme chronique fibreux », caractérisé par la péri-arthrite sèche avec épaisissement et rétraction des tissus fibreux. Ces rétractions sont assez intenses parfois pour amener des déviations articulaires, des pseudo-ankyloses, des luxations qui ont été souvent confondues avec les déformations du rhumatisme noueux.

M. *Debove*, en 1880, rapporte qu'à l'autopsie d'un rhumatisant chronique « les altérations des muscles présentaient deux caractères qui permettent de les rapprocher des myopathies d'origine nerveuse, l'irrégularité de l'atrophie et une sclérose du tissu conjonctif interstitiel » (1) Il a recherché des lésions nerveuses mais n'en a pas plus trouvé dans la moëlle que dans les nerfs des muscles les plus atrophiés.

M. *Joffroy* a essayé les courants continus dans le rhumatisme chronique progressif, mais il n'a jamais obtenu que des résultats fort médiocres et qu'il est difficile d'apprécier vu le traitement interne concomitant. « Or, du côté des muscles comme du côté des jointures, je n'ai jusqu'ici observé qu'une amélioration peu marquée ; il en est autrement dans le rhumatisme blennorrhagique, puerpéral ou traumatique où l'amélioration a été très notable » (2).

L. Weber, (3) en 1883, pense que la vraie cause du rhumatisme chronique est due à une irritation médullaire

(1) Debove. *Progrès médical* du 11 décembre 1880, p. 1011.

(2) Joffroy. *Archiv. gén. de méd.*, nov. 1881, p. 598.

(3) L. Weber. Nervous origin. of chronic articular rhumatism. *Med. New.* 17 nov. 1883.

provenant souvent d'excès vénériens ou d'une vie de débauche. Il s'appuie sur la symétrie des lésions articulaires, sur l'atrophie souvent rapide des muscles, sur l'inefficacité du colchique et de l'iodure et sur l'heureuse influence de l'électrisation de l'axe médullaire, pour faire du rhumatisme chronique une affection nerveuse dont la lésion doit être au niveau des cornes antérieures.

M. Garrod (1) sépare le rhumatisme chronique du rhumatisme articulaire aigu et de la goutte ; il le regarde comme une affection absolument indépendante des deux précédentes, et s'efforce de démontrer l'origine nerveuse de l'arthrite rhumatoïde.

M. Klippel (2) rapporte une observation intéressante qui montre combien est grande l'analogie du rhumatisme chronique et de la goutte ; pour cela il s'appuie sur les arguments fournis par M. Lancereaux dans son Traité de l'herpétisme ; il admet la théorie réflexe de Vulpian.

MM. Pitres et Vaillard (3) ont, dans trois cas de rhumatisme, trouvé au voisinage des articulations malades, « une altération nerveuse caractérisée par une segmentation en boules de la myéline » ; en outre, au niveau des points attaqués par le rhumatisme, la peau était sèche, mince, en certains endroits, d'un aspect rugueux.

M. Deroche (4) ayant vu dans le service de *M. Raymond*

(1) GARROD. Traité du rhumatisme et de l'arthrite rhumatoïde. trad. du docteur Brachet 1891.

(2) KLIPPEL. *Annales médico-chirurgicales,* août 185 p. 185.

(3) PITRES ET VAILLARD. Communication à la société d'anatomie et de physiologie de Bordeaux mars 1886 p. 85

(4) DEROCHE. *Thèse* de Paris 1890

trois cas de rhumatisme articulaire suivis d'atrophies musculaires a fait un certain nombre d'expériences pour rechercher la pathogénie de ces atrophies.

M. le professeur Raymond (1) a publié une série de recherches faites dans le même but. Ces auteurs, après avoir critiqué les diverses théories émises jusqu'à maintenant, immobilisation (Cruvelhier), anémie par compression des vaisseaux (J. Roux), myosite par propagation (Lasègue, Sabourin, Duplay Clado), névrite de voisinage — etc., etc., admettent la théorie de l'action nerveuse réflexe, telle qu'elle a été comprise par Vulpian. Les atrophies musculaires qui accompagnent toute lésion articulaire médicale ou chirurgicale, sont la conséquence du retentissement de l'irritation articulaire sur les centres trophiques de la moelle qui président à la nutrition des muscles affectés ; ces centres trophiques n'éprouvent d'ailleurs qu'un trouble purement adynamique (2).

M. d'Hotel (3) pense que, comme l'a démoutré M. Lancereaux, les troubles de la peau accompagnant le rhumatisme chronique sont, comme lui, sous la dépendance du système nerveux ; il s'appuie pour cela sur la physiologie, la clinique et l'histologie.

M. Cousin (4), dans un travail fort intéressant, s'efforce de démontrer que les lésions accompagnant le rhuma-

(1) Raymond. Pathogénie des atrophies musculaires. *Revue de méd.* 10 mai 1890.

(2) Voir *Thèse* de Cousin. Paris 1890.

(3) D'Hotel. *Thèse* Paris 1890.

(4) Cousin. De quelques symptômes communs, etc. *Thèse* Paris, 1890.

tisme chronique sont, comme l'a dit M. Lancereaux, des troubles trophiques dépendant du système nerveux. Or, comme les faits cliniques et expérimentaux avec lésions matérielles ont présenté des désordres identiques, il croit qu'il y a dans le rhumatisme chronique, comme dans les diverses manifestations herpétiques qui l'accompagnent. des lésions nerveuses.

M. Lancereaux, dès 1870, dans son atlas d'anatomie pathologique, divisa le rhumatisme en deux grandes classes : l'une, la polyarthrite rhumatismale aiguë qui ne « laisse presque jamais de traces de son passage » dans les membres qui en ont été atteints ; l'autre, le rhumatisme chronique, qui n'est pas une maladie mais un syndrôme, une manifestation d'un état constitutionnel.

En 1883, parut son *Traité de l'Herpétisme* dans lequel M. Lancereaux, décrivit d'une façon magistrale les lésions accompagnant ou suivant le rhumatisme chronique ; lésions *dynamiques* (migraines, épistaxis, névralgies, etc.) et *matérielles* (affectant surtout les téguments et les tissus peu vasculaires : poils, ongles, cartilages, aponévroses, endartère). Toutes ces lésions étaient depuis longtemps connues, « les détails en étaient partout et l'ensemble nulle part ».

C'est cet ensemble que le génie du Maître a su créer, « groupant ainsi, sous un même chef, toute une série d'affections unies entre elles par un lien de parenté incontestable ».

En 1884-1885 M. Lancereaux fit, à la Pitié, ses leçons cliniques sur : Le rhumatisme articulaire aigu ; le rhumatisme chronique et la goutte, manifestations d'une seule et même maladie qui comprend encore le diabète gras. Ces leçons ont paru dans le tome Ier de ses cliniques, il résume là, les troubles trophiques, décrits tout au long dans son traité de l'Herpétisme. De plus, il rapporte un certain nombre de faits cliniques et expérimentaux où des lésions nerveuses matérielles ont entraîné des désordres analogues à ceux du rhumatisme chronique.

M. Lancereaux, considérant l'évolution lente et intermittente du rhumatisme chronique, est porté à voir dans les lésions qui l'accompagnent ou lui succèdent, un trouble fonctionnel direct ou réflexe du système nerveux, bien plus qu'une lésion matérielle des nerfs ou de la moelle.

On a cru de tout temps à l'origine parasitaire des maladies ; mais c'était, comme l'a dit Hanot « affaire de foi et d'imagination. »

Cette croyance n'est devenue réellement scientifique que depuis la création de la bactériologie.

Autrefois les histoires les plus extraordinaires avaient cours. Ainsi on trouve dans le *Dictionnaire encyclopédique* de 1820 le passage suivant : « Un anonyme anglais prétend que toutes les douleurs sont causées par des insectes particuliers, suivant la nature du mal. Il attribue aussi à cette cause le rhumatisme et donne le dessin de l'animal en question, qui ressemble à une salamandre à grosse tête et à queue fourchue. Cet ouvrage est rare, il a été publié à Paris en 1726 et se trouve sous le numéro 9 dans le volume CLXV de la collection des Mélanges que possède la bibliothèque (1). »

(1) PAGNIER, *Th.* de Paris 1884.

Hueter est le premier qui ait parlé de la théorie infectieuse. M. Bouchard, dans ses : *Leçons sur les maladies par ralentissement de la nutrition* résume ainsi l'explication proposée par Hueter : « Avant le refroidissement, le corps est en sueurs, les orifices glandulaires dilatés rendent possible la pénétration des agents pathogènes déposés à la surface de la peau. Ces agents, perforant les parois du canalicule sudoripare et des vaisseaux, arrivent dans le sang et peuvent se déposer dans les articulations, dans la plèvre, dans l'endocarde... Dans cette théorie, qui est à peu près celle que Klebs soutiendra quelques années plus tard, les lésions articulaires, les inflammations des séreuses sont le résultat de la fixation dans les tissus qui vont devenir malades, d'agents pathogènes organisés, de véritables ferments figurés, de *monades* ainsi que les appelle cet auteur » (1). *Klebs* (2) en 1874, exposa à peu près la même théorie ; il décrivit des *monades ou monadines* comme étant les agents pathogènes du rhumatisme aigu. Klebs les aurait constamment rencontrés dans les endocardites rhumatismales ; ils se distinguent des microcoques par leur disposition en séries parallèles et par leurs dimensions plus grandes.

Senator (3) en 1878, remarqua que les rhumatismes survenant dans les maladies infectieuses résistaient au traitement par le salicylate de soude.

(1) Voir L. de Saint Germain *Th.* de Paris 93.

(2) Klebs. *Archiv. f. expérimentale Pathologie*, 1875 Bd IV, p. 409 et 1878, Bd IX, p. 52.

(3) Senator *Virchow Archiv.* 1878, Bd, LXX.
Pathologie und therapeutique de Ziemssen, vol. XIII, I, p. 62.

Plus tard, M. Bouchard, dans son cours à la Faculté 1879-1880 (1) et dans la thèse d'un de ses élèves, Bourcy (2), a nettement séparé du rhumatisme articulaire aigu les pseudo-rhumatismes.

M. Bourcy dit : « Toutes les maladies infectieuses peuvent présenter, parmi leur manifestations contingentes, des déterminations articulaires absolument distintes du vrai rhumatisme, et relevant de l'infection générale de l'économie (3) ».

M. Bouchard, après avoir exposé, dans ses leçons sur les maladies par ralentissement de la nutrition, la théorie de Hueter et Klebs, rapporte deux faits dans lesquels il a pu se croire en présence des monades décrites par ce dernier auteur.

L. M. Petrone (4) rapporte que dans trois cas de rhumatisme articulaire aigu il aurait trouvé, dans le liquide articulaire recueilli sur le vivant, deux microbes ; l'un indéterminé, l'autre identique aux monades de Klebs.

Wilsón (5) en 1885-1886 prétend avoir trouvé dans le liquide péricardique de deux individus morts de rhumatisme aigu, un microcoque et un court bacille qu'il ne décrit du reste pas.

(1) Voir BOUCHARD. Malad. par ralentissement de la nutrition, édition 1890.

(2) BOURCY. *Th.* Paris 1883.

(3) BOURCY. *loc. cit.*

(4) PETRONE. Sulla natura reumatismo articolore acuto e del pneumotifo. *Gaz. Med. ital.*, Lomb. Milano, 1886, p. 213.

(5) WILSON. On a case of rheumatic pericarditis a micro-bacillus was found. *Edimb. med. Journ.* 1885, XXX, p. 1105, and 1886, XXXI, p. 924.

Leyden trouva une fois dans un exsudat rhumatismal deux diplocoques, mais il ne put les cultiver, ayant trop peu de liquide.

Mantle (1) a étudié dans 7 cas, le liquide articulaire et dans 16 autres cas de rhumatisme aigu, le sang, au point de vue bactériologique. Il aurait, chaque fois, trouvé un micrococque et un petit bacille qui paraissaient proliférer de préférence dans les milieux acides ; personne ne put retrouver ces bacilles qui étaient probablement le résultat d'une faute de technique.

Popoff (2) ayant ensemencé du bouillon de peptone avec du sang d'un malade atteint de rhumatisme articulaire aigu, aurait obtenu des colonies de micrococques ; ces organismes injectés dans la veine jugulaire d'un lapin auraient provoqué une arthrite avec endo-péricardite ; des micrococques furent retrouvés dans le sang, la synovie, le cœur.

G. Lion (3) dit que personne de ceux qui ont recherché les monades de Klebs ne les ont retrouvées. Jamais Hamburger, ni Fraenkel et Saenger ni Weichselbaum n'ont rencontré de microbes dans les produits « de l'endocardite simple, végétante ou verruqueuse » et il ajoute : « Peut-être les résultats obtenus par ces auteurs ont-ils été négatifs parce que les malades qui ont fait le sujet de leurs

(1) MANTLE. The etiology of rhumatism considered from a bacterial point of view 1886 ; and *Brit. med. Journal London*, 1887, p. 1381.

(2) voir GARROD. Traité du rhumatisme et de l'arthrite rhumatoïde trad. du docteur Brachet, 1891.

(3) G. LION. *Th.* de Paris, 1890.

observations sont morts après la période aiguë, évolutive de l'affection.

Cet auteur a rencontré dans trois cas de rhumatisme articulaire aigu un microcoque, en points doubles, ou en chaînettes contournées, irrégulières, constituées par des points assez petits. Ce streptocoque qu'il avait trouvé dans le liquide pleural, la synovie du genou, le sang et l'urine ne donna qu'une seule génération dans du bouillon de veau, ce qui, comme le fait remarquer M. Lion s'accorderait assez bien avec la brièveté des manifestations rhumatismales.

Achalme (1) rapporte un cas de rhumatisme aigu avec rhumatisme cérébral suivi de mort. Il a trouvé, dans le cœur seulement, un bacille strictement anaerobie, l'a cultivé et inoculé mais n'a eu aucun résultat bien net.

Sahli (2). N'ayant jamais rien trouvé dans le liquide articulaire sur le vivant, examina les tissus dans un cas de mort avec endo-péricardite et pleurésie double sans suppuration ; il aurait trouvé dans la synoviale du genou, dans les dépôts endocardiques, péricardiques, dans le sang du cœur gauche, un coque identique au staphylococcus citreus ; il pense que c'est là l'agent pathogène Il conclut que l'examen bactériologique de ce cas doit faire regarder les endocardites, péricardites, pleurésies etc.

(1) Achalme. Examen bactériologique d'un cas de rhumatisme articulaire aigu avec rhumatisme cérébral terminé par la mort. *Comptes rendus des séances de la Société de biologie*. Séance du 25 juillet 1871, note présentée par M. Troisier.

(2) Sahli. Zur aetiologie des acuten Gelenkrhumatismus *Correspondenz-Blatt. f. schweiz.* Aertzte n. 1. p, 22 1er janvier 1892.

non comme des complications, mais comme des localisations du rhumatisme.

Max Schueller (1). dit avoir toujours trouvé, en ponctionnant antiseptiquement des articulations atteintes de rhumatisme chronique, un bacille spécial, gros et court, qu'il a pu cultiver avant et après inoculation à des lapins. L'injection d'un gramme de culture dans le genou d'un lapin détermine une arthrite villeuse sans trace de pus. Un centimètre cube en injection sous-cutanée amène la mort de l'animal par septicémie au bout de 24 heures.

Dans une discussion de la Société (2) de médecine interne, en 1895, *Leyden* dit avoir toujours trouvé dans l'endocardite rhumatismale de petits diplocoques arrondis qu'il est disposé à regarder comme l'agent du rhumatisme aigu. Les cultures n'ont donné qu'une fois un résultat, ces coques ont la forme de ceux décrits par Goldscheider et Sahli.

Fraenkel ne croit pas à un virus unique dans le rhumatisme articulaire aigu ; il a vu l'infection se produire par les amygdales. Dans un cas d'endocardite ulcéreuse avec nombreuses embolies, qui avait duré trois mois sans fièvre, il a trouvé des streptocoques dans les thrombus.

Leyden répond à ceci que le rhumatisme est une maladie aussi caractérisée que la pneumonie franche et que, si elle est microbienne, le microorganisme qui la produit est un.

(1) Max Schueller. Recherches sur la nature du rhumatisme chronique. *Berlin. klin. Wochen*, n. 36.p. 865, 4 sept. 1893

(2) Discussion de la Société de méd. interne. *Berlin. Klin. Wochen*, n. 5, 4 février 1895, p. 109.

Nous avons, dans le court exposé qui précède, passé en revue les auteurs qui ont décrit un microbe pathogène du rhumatisme ; nous allons maintenant mentionner ceux qui ont trouvé dans les lésions articulaires un microbe vulgaire, puis citer quelques faits ayant trait à l'hérédité et à la contagion et terminer en donnant l'opinion de quelques cliniciens sur la nature du rhumatisme articulaire aigu.

Birsh-Hirschefd (1) en 1888 a rapporté cinq observations dans lesquelles il a trouvé soit des staphylocoques, soit des streptocoques sur les végétations valvulaires ou dans les articulations.

Bouchard et Charrin (2) ont souvent trouvé le staphylocoque blanc, à l'état pur, dans le liquide articulaire, mais seulement dans des cas de rhumatisme subaigu ou chronique.

Triboulet (3) en 1891 publie une observation de rhumatisme avec chorée ; la mort est survenue du fait d'une péricardite ; le liquide articulaire retiré par ponction sur le vivant et ensemencé, n'avait rien donné. A l'autopsie la sérosité péricardique donnait sur bouillon et gelose des colonies de staphylocoques blancs et dorés.

L. de Saint-Germain (4) qui, en 1893, a soutenu une

(1) BIRSCH HIRSCHFELD (*Congrès de Wiesbad* 1888)

(2) BOUCHARD ET CHARRIN. Arthropathies. *Association française pour l'avancement des sciences*. Session de Marseille. Séance du 18 septembre 1891.

(3) TRIBOULET. *Revue des maladies de l'enfance* ; décembre 1891 et Revue de méd. 1892.

(4) L. DE SAINT-GERMAIN. Th. Paris 1893.

thèse remarquable sur la pathogénie du rhumatisme articulaire aigu, n'a pu, comme ses prédécesseurs, découvrir le microbe du rhumatisme, malgré ses nombreuses et patientes recherches. Il a vu au cours de celles-ci « que les streptocoques pyogènes, introduits dans la circulation d'un animal jeune, se portent avec une extrême rapidité sur les synoviales articulaires ». Il pense que ce n'est pas une propriété exclusive des staphylocoques et que l'agent infectieux du rhumatisme se comporte de même.

Charrin (1) a constaté le développement d'arthropathies rhumatismales chroniques déformantes à la suite d'amygdalites aiguës. Il a trouvé des staphylocoques dans la gorge et dans le liquide articulaire.

Sacaze (2) en 1894 dit que les symptômes du rhumatisme aigu sont souvent précédés d'une lésion infectieuse telle que : angine otite, etc... On y trouve des staphylocoques qui semblent jouer un rôle important dans la pathogénie du rhumatisme aigu.

Pocock (3) en 1882 et Schaefer (4) en 1886 publient chacun un cas où il y aurait eu transmission du rhumatisme de la mère au fœtus.

Wolf (5) prétend quo l'agent pathogène du rhuma-

(1) CHARRIN. Le rhumatisme chronique et l'infection. *Association française pour l'avanc. des sciences*, Caen 1894.

(2) SACAZE. Rôle des staphylocoques dans l'étiologie du rhumatisme aigu. *Archiv. gén. de méd.* nov. 1894.

(3) POCOCK. Case of acute rheum, in a newly borne infant. *Lancet*, 1882. vol. II, p. 804.

(4) Schaefer Ein Fall von acuten Gelenkrhum, bei einer Mutter und deren neugeborenem Kinde. *Berlin Klin Woch.* 1886, p. 79.

(5) WOLF. Société de méd. interne. *Berlin Klin Woch.* n. 5, 4 fév. 1895.

tisme traverse le placenta pour se communiquer de la mère au fœtus ; neuf fois sur quinze il a constaté la présence du staphylocoque doré dans les organes fœtaux. C'est d'abord le foie qui est atteint. Il pense que les staphylocoques peuvent rester à l'état latent pendant des années comme dans l'ostéo-myélite.

Mantle (1) dit avoir observé de véritables épidémies de rhumatisme articulaire aigu.

Le fait a été mentionné depuis longtemps ; Chomel en 1813 pensait déjà à la possibilité d'explosions épidémiques.

De la Harpe de Lausanne en 1846, *Lebert* de Zurich en 1857, *Varrentrap* de Francfort en 1865 ont cru observer des épidémies dans ces différentes villes. *Lange* de Copenhague en 1886 soutient comme *Mantle* 1887, qu'à certaines époques le rhumatisme peut revêtir la forme épidémique.

Thoresen (2), aurait vu dans un cas la transmission se faire par l'intermédiaire de tierces personnes.

Feltkamp (3) *et Friedlander* (4) affirment avoir vu des cas de contagion à l'hôpital, Friedlander ajoute que la contagion était si manifeste, que l'on avait créé à l'hôpital de Leipzig un service d'isolement pour les rhumati-

(1) Mantle. *loc. cit.*

(2) Thoresen. On den acute Ledrheumatisme. *Norsk. mag. for Lagevidenskaben* 1879, Bd. IX. p. 327.

(3) Feltkamp. Rhumatisnus artic. acutus Weckblad.

(4). Friedlander. Ueber Rheumatismus, *Verhand des Cong.* f. innere med 1885, IV. p. 403. Ueber den typischen *Verlänf des acuten Gelenkrheumatismus*, ibid. V 1889, p. 381.

sants. Edlefsen (1) raconte qu'à Kiel le rumathisme donnait lieu à des épidémies de maison.

Hirsch (2) critique toutes ces observations de transmission et d'hérédité du rhumatisme, dont aucune pour lui n'est suffisamment nette pour entraîner le moins du monde la conviction.

M. le professeur *Jaccoud* n'a pas attendu les résultats de la bactériologie pour proclamer la nature infectieuse du rhumatisme articulaire aigu. « Cette fièvre intense, tenace, sans rémission, accompagnée d'un abattement précoce, parfois d'une prostration extrême, une albuminurie presque constante apparaissant dès le début ou pouvant être quelquefois différée, voilà trois traits dont la valeur est incontestable et auxquels on reconnaît une maladie infectieuse. » Et après avoir passé en revue les deux cas de transmission du rhumatisme aigu de la mère au fœtus et les faits bactériologiques de Babès, Wilson, Gutmann, Petrone et Mantle, le professeur Jaccoud conclut :

« Voilà le bilan à peu près complet des études bactériologiques concernant le rhumatisme. Y trouvons nous des preuves bien démonstratives de la nature infectieuse de cette maladie ?

« Pour l'instant il serait puéril de l'affirmer. Que ces preuves soient ou ne soient pas données un jour sur ce terrain, pour moi les caractères cliniques de la maladie, les deux cas de transmission intra-utérine suffisent pour

(1) Edlefsen. Zur Statistik und Aetiologie des acuten Gelenkrh. *Verhand des Cong*. f. innere Med. 1885, IV, p. 323.

(2) Hirsch. Les nouveautés sur le rhumatisme. *Deuts. med. Woch.* 1889, 18. p. 356.

entraîner ma conviction, et j'affirme aujourd'hui sans réserve, comme je l'ai fait déjà en 1887, que le rhumatisme est une maladie infectieuse (1) ».

M. Lancereaux, dans ses leçons cliniques faites à la Pitié en 1884-1885 et publiées en 1891, disait : « La fièvre rhumatismale, à la vérité, n'a pas la marche régulière d'une fièvre éruptive ou de la fièvre typhoïde, néanmoins elle offre une évolution assez bien définie et accomplit son cycle dans l'espace de 20-28 jours, ce qui porte à supposer qu'elle peut être due à l'action d'un microbe » (2).

M. Hanot en 1894, après avoir fait l'autopsie d'un jeune homme de 18 ans, mort le douzième jour d'une fièvre rhumatismale, s'exprimait ainsi : « une telle maladie peut-elle être autre chose qu'infectieuse ? N'est-elle pas nécessairement d'origine parasitaire ?.... Nulle part je n'ai rien trouvé qui rende inacceptable *à priori* l'hypothèse d'un microbe pathogène et assez souvent j'ai recueilli des documents qui lui sont favorables » (3).

M. Chauffard (4) regarde le rhumatisme articulaire aigu comme infectieux à cause de son début par une angine, de l'albuminurie, et des accidents méningo-encéphaliques :

(1) Jaccoud. Du rhumatisme viscéral clin. med. de la Pitié, *in Semaine méd.* 4 décembre 1889, p. 445.

(2) E. Lancereaux. Lecons de cliniques médicale faites à l'hôpital de la Pitié et à l'Hôtel-Dieu 1879-1891, p. 346.

(3) Hanot. Considérations gén. sur le rhumatisme articulaire aigu, *Presse médicale* 1894, p. 171.

(4) Chauffard. Rhumatisme arti. aigu et pseudo-rhumatisme infectieux, *Bulletin médical* in 1895, p. 635.

INTRODUCTION

Comme on vient de le voir, dans le précédent exposé historique, la question *rhumatisme* est une de celles qui, de tout temps, ont le plus préoccupé les médecins. De très longues discussions, qui ne sont pas encore closes, ont eu lieu à propos de la nature des affections rhumatismales.

Pourtant, aujourd'hui, on tend à en venir aux idées que M. Lancereaux a émises depuis longtemps déjà et à considérer, dans le groupe des affections rhumatismales, deux maladies bien distinctes l'une de l'autre, tant par leur nature que par leurs causes et leurs caractères (lésion, évolution).

Elles n'ont de commun que les douleurs articulaires et sont : 1° l'une, une maladie infectieuse que l'on désigne sous le nom de fièvre rhumatismale ou rhumatisme articulaire aigu ; 2° l'autre, le rhumatisme chronique, affection essentiellement héréditaire, qui n'est « qu'un syndrôme, qu'une branche d'une grande famille pathologique », la grande névrose vaso-motrice et trophique que M. Lancereaux appelle : *l'Herpétisme.*

Il y a cependant encore des auteurs qui considèrent la seconde de ces affections comme la suite de la première.

Cette division fondamentale une fois établie, M. Lancereaux a étudié et décrit l'évolution de ces deux affections, les symptômes qui les accompagnent et les altérations qu'elles produisent, en même temps que la manière de les différencier l'une de l'autre et de pouvoir, le cas échéant, poser un diagnostic précis.

C'est ce dernier point : le diagnostic différentiel de la fièvre rhumatismale et du rhumatisme chronique qui, seul, fera le sujet de notre thèse.

En clinique, à côté des cas simples et, pour ainsi dire, typiques, dont le diagnostic s'impose, il y en a d'autres devant lesquels on est souvent embarrassé quand il s'agit de les préciser.

Le but de ce travail est de montrer que, même alors, on trouve toujours certains signes dont la présence ou l'absence suffit pour affirmer qu'il s'agit de l'une ou l'autre de ces deux affections.

Nous commencerons par donner un court aperçu de ce qu'est la fièvre rhumatismale ou rhumatisme articulaire aigu ; nous dirons sa nature et ses causes ; puis nous décrirons ses signes caractéristiques et ses principales complications, et nous terminerons en établissant l'évolution de cette affection.

Ensuite nous procéderons d'une façon identique pour le rhumatisme chronique et, finalement, nous tracerons un parallèle qui nous permettra de montrer sur quelles bases il faut s'appuyer pour établir le diagnostic différentiel dans les cas simples, typiques.

Il y a ici une distinction à faire. M. Lancereaux décrit plusieurs formes de rhumatisme chronique, dont les principales sont :

1° Rhumatisme chronique généralisé { forme aiguë. / forme chronique.

2° Rhumatisme chronique partiel { forme aiguë. / forme chronique.

Il y a des différences telles entre le rhumatisme chronique partiel et le rhumatisme généralisé, mais à marche lente, sans réactions et produisant des ostéophytes, des déformations articulaires, etc., que le diagnostic en est facile : un simple coup d'œil suffit à le poser.

Il n'en est plus de même quand il s'agit de la forme aiguë du rhumatisme chronique généralisé.

Les signes sont les mêmes dans les deux cas, et la différence ne consiste souvent que dans des nuances très difficiles à saisir.

C'est pour cela que nous avons cru nécessaire de limiter notre sujet et d'intituler le présent travail : *Etude comparative du rhumatisme articulaire aigu et des poussées aiguës du rhumatisme chronique.*

Après le parallèle entre le rhumatisme aigu et le rhumatisme chronique, nous donnerons le protocole de trois observations se rapportant à des cas typiques de ces deux affections, et nous montrerons comment, dans la pratique, il faut appliquer ces notions au lit du malade.

Viendront ensuite deux observations (n°s 4 et 5) se rapportant à des cas atypiques où la plupart des signes distinctifs manquent ou bien sont intervertis.

Dans la discussion, qui suivra ces dernières observations, nous montrerons que, même dans les cas difficiles, embarrassants, il y a toujours certains signes qui ne permettent pas le doute au clinicien qui sait les rechercher.

ETUDE COMPARATIVE

DU RHUMATISME ARTICULAIRE AIGU ET DES POUSSÉES AIGUES DE RHUMATISME CHRONIQUE.

Généralités

Malgré les travaux de M. Lancereaux et de ses élèves, l'accord n'est pas encore fait sur la nature des affections disparates qu'on a rassemblées sous la dénomination commune de rhumatisme.

Depuis longtemps déjà, une distinction s'imposait à l'esprit ; mais, à défaut de connaissances anatomiques et étiologiques précises, on s'est basé sur l'évolution et on a établi ces deux divisions : rhumatisme aigu et rhumatisme chronique. Divisions défectueuses, car elles reposent sur un caractère secondaire et, comme telles, elles ont donné naissance à une confusion regrettable qui malheureusement dure encore.

Certains auteurs considèrent le rhumatisme comme une maladie univoque, évoluant tantôt d'une façon aiguë à grand fracas et à terminaison plus ou moins rapide ; tantôt ayant une marche chronique et lente, cette deu-

deuxième forme n'étant souvent que la continuation de la première.

C'est ainsi que, dans ses remarquables leçons de la Salpêtrière, sur les maladies des vieillards, Charcot s'est efforcé de démontrer l'unité du rhumatisme articulaire aigu et du rhumatisme chronique, ne voyant, dans la diversité des lésions, qu'une question de degré.

« Nous reconnaîtrons bientôt, dit-il, que les lésions du rhumatisme chronique ne sont, pour ainsi dire, que la plus haute expression des lésions de la forme aiguë ; elles correspondent à une phase plus avancée du travail morbide.....

« L'analogie s'accuse si l'on choisit pour termes de comparaison les cas subaigus qui établissent, au point de vue clinique comme au point de vue anatomique, une transition entre les formes aiguës et les formes chroniques du rhumatisme aigu.

« En résumé, nous croyons avoir démontré que le rhumatisme articulaire, sous toutes les formes diverses qu'il peut affecter, constitue une seule et même espèce morbide essentiellement distincte de la goutte. Le rhumatisme aigu, le rhumatisme chronique et le rhumatisme subaigu qui sert de transition entre ces deux points, ne sont au fond qu'une seule et même affection.

Nous allons en trouver une nouvelle preuve dans l'étude des lésions viscérales que nous allons aborder maintenant. »

(1) Charcot, termes VII, page 181, de ses Œuvres complètes, Paris 1890.

Et plus loin, il ajoute « Nous voulons, en un mot, achever la démonstration de la thèse que nous soutenons : à savoir qu'il ne s'agit pas ici de deux maladies foncièrement distinctes, comme le veulent certains auteurs mais seulement de deux manifestations différentes d'un seul et même état diathésique » (1).

M. le professeur Bouchard, dans son traité : *Des maladies par ralentissement de la nutrition*, défend également la diathèse rhumatismale dans laquelle il fait rentrer les deux formes de rhumatismes (aigu et chronique) et dont il sépare le rhumatisme noueux qu'il classe dans les pseudo-rhumatismes.

« Il y a des arthrites chroniques qui succèdent volontiers au rhumatisme articulaire aigu, au cours desquelles il n'est pas rare de constater une attaque de rhumatisme articulaire aigu ; elles s'accompagnent fréquemment des autres maladies de la même série ; elles se relient par l'hérédité. On dit que ces arthrites chroniques sont rhumatismales. De ce nombre sont : le rhumatisme monoarticulaire chronique et les nodosités d'Heberden. Je n'en dirai pas autant du rhumatisme chronique progressif ou noueux qu'on a bien fait de séparer de la goutte, mais qui me paraît avoir usurpé son nom de rhumastisme » (2).

Cette manière de voir est, d'ailleurs, celle de la plupart, des auteurs contemporains.

M. le docteur Bucquoy, se demandant comment une même maladie peut revêtir des formes si différentes, croit

(1) Charcot, *loc. cit.*, p. 195.

(2) Bouchard, Maladies par ralentissement de la nutrition Paris, 1890 : page 325.

en trouver l'explication dans l'âge des malades. Il écrivait en 1881, dans la *Gazette des Hôpitaux* :

« Le rhumatisme articulaire aigu est donc une maladie de jeunesse ou d'adolescence, tandis que le rhuma-chronique appartient à l'âge mûr, à la période de la vie postérieure à 40 ans...

« Le rhumatisme articulaire aigu et le rhumatisme chronique font partie d'une même diathèse rhumatismale ; si la diathèse se manifeste de bonne heure, vous verrez survenir le rhumatisme articulaire aigu ; si, au contraire, ses manifestations sont tardives, ce n'est plus au rhumatisme articulaire aigu que vous aurez affaire, mais bien soit au rhumatisme chronique, soit à la goutte » (1).

Et M. le professeur Potain, dans un article paru dans la *Semaine médicale*, dit : Ce n'est pas telle ou telle forme de rhumatisme qui se transmet, mais une prédisposition générale exposant à un groupe commun d'affections dans lesquelles il faut même ranger la goutte (2).

Dès 1870, dans son *Atlas d'anatomie pathologique*, M. Lancereaux, après avoir établi que la polyarthrite rhumatismale aiguë « ne laisse jamais de traces de son passage », dit encore : « De même, les altérations que va nous présenter l'observation suivante, et que l'on désigne généralement sous la dénomination de rhumatisme, me paraissent différer par *leurs caractères*, *leur origine*

(1) *Gazette des Hôpitaux de Paris*, 1881, page 810.

(2) *Semaine médicale*, 20 mai 1891, page 210 : Etiologie du rhumatisme. *Clinique de la Charité* par M. le professeur Potain.

et leur nature, de celles qui font partie du fait précédent (1).

Et plus loin, discutant une opinion de M. Ranvier, pour qui le rhumatisme aigu et le rhumatisme chronique « n'étaient pas des affections différentes, mais des variétés d'une même espèce morbide », il s'exprimait ainsi : « Nous avons le regret de ne pouvoir partager absolument cette opinion, d'abord parce qu'il n'y a pas idendité des lésions, ensuite parce que l'évolution de ces lésions est fort différente dans les deux maladies. Le rhumatisme aigu apparaît ordinairement chez des personnes jeunes et se complique de lésions viscérales fréquentes ; au contraire, le rhumatisme chronique survient à un âge déjà avancé et les altérations des viscères qui l'accompagnent doivent être regardées, vu leur rareté, comme des coïncidences » (2).

Toujours appliqué à « rapprocher de l'étude des lésions matérielles des organes, celle des causes qui leur donnent naissance (3) », M. Lancereaux ne tarda pas à reconnaître, dans les rhumatismes, deux formes entièrement différentes tant par leurs causes que par leur évolution. L'une est la fièvre rhumatismale, qu'il rapprocha des pyrexies ; l'autre, à laquelle il conserve la dénomination de rhumatisme, fut rangée par lui dans la grande famille des affections dépendant du système nerveux vaso-trophique et qu'il appelle *herpétisme*.

(1) E. Lancereaux. Atlas d'anatomie pathologique. Texte Paris, 1871. page 493.

(2) E. Lancereaux. *loc. cit :*

(3) E. Lancereaux. *loc. cit.* préface, p. IX.

Depuis cette époque, M. Lancereaux n'a cessé d'enseigner, tant par écrit que dans ses leçons quotidiennes, au lit des malades, la différence qu'il avait constatée entre la fièvre rhumatismale et les fluxions articulaires de l'herpétisme.

Mais, malgré tout, les idées et les travaux du Maître paraissent encore peu connus, et c'est ce qui nous a engagé à entreprendre le présent travail.

Rhumatisme articulaire aigu.

« Le rhumatisme articulaire aigu ou fièvre rhumatismale est une maladie générale, acquise, d'une durée déterminée, survenant au cours de la période d'accroissement et caractérisée par un état fébrile avec inflammation exsudative ou proliférative des membranes séreuses et fibro-séreuses » (1).

La fièvre rhumatismale est aujourd'hui considérée par la plupart des auteurs comme une maladie infectieuse et, en effet, elle en présente tous les caractères : début précédé de prodrômes, malaise, courbature, frissons ; angine, fièvre intense, fluxions articulaires, albuminurie, rate volumineuse, etc.

Mais, malgré de nombreuses recherches bactériologiques, on n'est pas encore parvenu à trouver l'agent spécifique de la fièvre rhumatismale.

Parmi les causes qui prédisposent l'individu à contracter la fièvre rhumatismale, l'âge paraît jouer un rôle prépondérant.

« Cette maladie se voit quelquefois chez de jeunes enfants ; mais elle se montre d'ordinaire à partir de la pu-

(1) E. Lancereaux. Leçons de clinique médicale. Paris 1892. p. 342.

berté, jusqu'à la fin de l'accroissement, c'est-à-dire de douze à vingt ans » (1).

En effet, sur 176 cas de rhumatisme aigu franc que nous avons choisis parmi plus de 400 observations que M. Lancereaux a bien voulu mettre à notre disposition, nous avons constaté que le maximum de fréquence se trouvait entre 15 et 25 ans.

Un autre fait important qui nous a paru ressortir nettement de notre statistique c'est que, ordinairement, les individus qui ont eu leur première atteinte pendant l'enfance ou l'adolescence, de 8 à 15 ans, ont eu, à la suite, de nouvelles attaques et d'autant plus nombreuses qu'ils étaient plus jeunes lors de la première.

Le sexe paraît ne jouer aucun rôle en tant que cause prédisposante comme, du reste, cela se voit dans toutes les pyrexies. Si, dans notre statistique, nous avons trouvé 103 hommes pour 73 femmes, cela surtout doit tenir à la profession des malades. En effet, les professions les plus éprouvées, et par ordre de fréquence sont : les garçons marchands de vin, les tonneliers, les garçons épiciers, les cochers, les maçons, les blanchisseuses.

Ceci nous amène à parler d'une des principales causes prédisposantes qu'on rencontre dans la grande majorité des cas, à savoir le froid humide : « le séjour dans des lieux humides, privés de lumière, comme les échoppes des marchands de vin ou les boutiques d'épicerie ; dans des rez-de-chaussée donnant sur des cours froides et sombres, dans des habitations récemment construites,

(1) E. Lancereaux. *loc cit.*

etc.., » (1) Nous ajouterons à ceci : Le froid frappant le corps lorsqu'il est couvert de sueur ou à la suite d'une nuit passée sur la terre humide, ou bien frappant des personnes travaillant dans des endroits humides privés d'air et de soleil comme les sous-sols, les caves, etc...

« Le rôle important que joue le froid humide dans l'étiologie du rhumatisme aigu ne nous est pas très bien connu, ce qui arrive souvent d'ailleurs pour cet agent ; cependant, contrairement à ce qui existe pour un certain nombre de maladies, la pneumonie par exemple, l'action du froid doit être ici prolongée, de telle sorte qu'on est tenté de lui attribuer plutôt le rôle d'une cause prédisposante que celui d'une cause déterminante ». (2)

C'est à cela que doit être attribuée la fréquence de cette affection dans les contrées tempérées, et le fait qu'elle est inconnue dans le voisinage des pôles et de l'équateur.

De même que dans la plupart des pyrexies, on observe ici quelquefois, comme causes prédisposantes, à côté du froid : le surmenage, la fatigue, la misère, le traumatisme, etc.

On est presque d'accord, avons-nous dit, à considérer la fièvre rhumatismale comme une maladie infectieuse déterminée par la pénétration d'un microbe dans l'organisme. C'est lui qui serait l'unique cause de cette affection.

Ce microbe est-il spécifié, ou bien s'agit-il d'un micro-organisme banal qui, sous l'influence de certaines causes,

(1) E. Lancereaux. Cliniques, *loc.cit.*
(2) E. Lancereaux, Cliniques, *loc. cit*

acquiert une virulence spéciale et produit cette maladie ? Malheureusement, « les recherches bactériologiques nombreuses qui ont été poursuivies dans le but de démontrer cette nature infectieuse ont, jusqu'à présent, constamment échoué. Elles ont abouti tantôt à des résultats absolument négatifs, tantôt à la découverte de microbes vulgaires (1). »

Il va sans dire que, dans cette affection, l'hérédité ne joue aucun rôle ; c'est ainsi que sur 176 cas, nous ne l'avons trouvée d'une façon manifeste que 19 fois chez les ascendants et 5 fois chez les collatéraux. Nous verrons, au contraire, toute l'importance de cette question dans l'étiologie du rhumatisme chronique.

Ordinairement la fièvre rhumatismale débute d'une façon insidieuse, par un malaise, quelques frissons, une fatigue générale, des douleurs vagues au niveau d'une ou de plusieurs grandes articulations. La température s'élève rapidement, pour atteindre 39°, 39°,5 et même 40°. Alors la douleur augmente et l'on voit bientôt apparaître une vraie fluxion articulaire siégeant assez ordinairement aux cous-de-pieds, puis gagnant les genoux, les membres supérieurs et qui, se généralisant, peut occuper la plupart des jointures.

Il faut remarquer toutefois, qu'habituellement, il n'y a qu'un nombre restreint d'articulations qui soient prises en même temps. Ces fluxions, dans la fièvre rhumatismale, se font remarquer par leur *extrême mobilité*. « Elles sautent, pour ainsi dire, d'une articulation à l'autre »

(1) L. de Saint-Germain, *Thèse de Paris* 1893.

(Lancereaux), revenant parfois à celles qu'elles avaient déjà abandonnées.

La douleur est ordinairement très vive : le moindre attouchement, le poids seul des couvertures suffisent à faire pousser des cris au malade. Aussi cherche-t-il l'immobilité la plus complète ; il prend, instinctivement, la position qui lui laisse le plus le relâchement des muscles; en général, il est étendu sur le dos, les jambes fléchies sur les cuisses et celles-ci fléchies et en rotation en dehors. Les coudes sont écartés du tronc, les poignets légèrement fléchis et les doigts écartés les uns des autres.

Les douleurs sont plus vives la nuit que le jour, et se font surtout sentir au niveau de l'interligne articulaire et des culs-de-sac de la synoviale, tandis que, dans le rhumathisme chronique, elles siègent au niveau des parties fibreuses des articulations.

Dès le début de la maladie, on voit la température s'élever graduellement, pour atteindre son maximum avec l'apparition des fluxions articulaires et osciller ensuite entre 38°,5, 39°,5 et même 40. Mais le thermomètre ne se maintient à un niveau aussi élevé qu'exceptionnellement ou dans les cas graves. D'ordinaire, on observe une rémission matinale pendant laquelle il descend à 38°,5 ou 38°.

Les exacerbations sont en rapport avec l'apparition de nouvelles fluxions et avec leur intensité, de même qu'avec les complications viscérales. La température locale de l'articulation malade dépasse de $^1/_2$ à 1° ; la température de l'article sain correspondant.

Dans les cas normaux, la fièvre a une marche plutôt cyclique, d'une durée variant de 2 à 3 septenaires, avec une défervescence lente, et qui la rapproche encore des maladies infectieuses.

Le pouls bat de 90 à 120 fois par minute ; il est large, ample, parfois dicrote ; les variations sont souvent parallèles à celles de la température.

Les sueurs sont abondantes et se voient d'une façon presque constante dans le cours de la fièvre rhumatismale. Elles se font remarquer par leur odeur *sui generis* qui tient à leur acidité que Todd attribuait à un excès d'acide lactique dans le sang. Ces sueurs sont surtout profuses à la suite de l'absorption de salicylate de soude.

Les urines, ordinairement rares, de densité élevée (1020-1030), fortement colorées, sédimenteuses, contiennent une grande proportion d'urée. On observe, en outre, au début, une albuminurie passagère, presque constante et qui, dans bien des cas, a contribué à établir le diagnostic.

Du côté du sang, on constate une diminution notable du nombre des globules rouges, d'où l'anémie parfois si considérable que présentent ces malades, anémie d'autant plus prononcée que l'attaque a duré plus longtemps. On note encore fréquemment une leucocytose très marquée et, comme dans tous les états fébriles, une forte augmentation de la fibrine qui, de 3, monte à 7 et 8 p. 1000.

On voit assez fréquemment apparaître, dans la période prodromique du rhumatisme articulaire aigu, une angine, qui se manifeste brusquement après une fatigue, une exposition au froid humide. Voici, dit L. de Saint-Germain, ce que l'on observe : « Une rougeur diffuse couvre les amygdales, le bord libre du voile du palais et la paroi postérieure du pharynx ; cette rougeur peut être assez intense, mais, ainsi que l'a fait observer Lasègue, ses limites ne sont pas tranchées ; elle va s'atténuant insensiblement jusqu'à la muqueuse normale (1) ». La douleur et la dysphagie souvent très prononcées sont hors de proportion avec les phénomènes objectifs.

La langue est chargée, saburrale ; l'appétit souvent nul, la constipation habituelle.

La fièvre rhumatismale ne se localise pas exclusivement aux articulations des membres, du sternum, du bassin et de la colonne vertébrale,mais elle s'attaque parfois aux coulisses tendineuses qui sont tuméfiées, rouges, douloureuses comme les synoviales articulaires. Souvent enfin le rhumatisme articulaire aigu envahit les séreuses internes ; l'endocarde, le péricarde, les plèvres, les méninges et le péritoine.

On voit alors survenir, quelques jours après le début de la maladie, une oppression plus ou moins intense ; « les battements de cœur deviennent plus énergiques, sourds, et l'on ne tarde pas à constater à l'auscultation un souffle mitral doux, présystolique qui se prolonge bientôt et empiète sur le premier temps. » (2).

Souvent on trouve à l'orifice aortique un souffle se prolongeant dans l'aorte.

La péricardite, moins fréquente, se traduit par l'extension de la matité cardiaque, des bruits sourds et du frottement superficiel.

Si l'exsudation albumino-fibrineuse est abondante, les

(1) L. de Saint-Germain, *Th.* Paris, 1893.
(2) E. Lancereaux, cliniques, *loc. cit.*

bruits du cœur deviennent de plus en plus sourds.

Les plèvres, quoique fréquemmeut affectées, le sont cependant moins souvent que la péricarde. L'épanchement séro-fibrineux, d'abord unilatéral, envahit bientôt l'autre côté ; cette pleurésie est caractérisée « par la présence d'un épanchement subit, abondant et d'une extrême mobilité » (Lancereaux).

La méningite rhumatismale dont on possède un certain nombre de cas est une complication rare, il en est de même de la péritonite.

M. Lancereaux, dans son traité d'anatomie pathologique, décrit de la façon suivante les lésions articulaires de la fièvre rhumatismale : « la généralisation, la mobilité et l'instabilité sont les principaux caractères de cette arthrite, qui, en général, disparaît sans laisser aucune trace...

En somme l'arthrite franchement rhumatismale (rhumatisme aigu) a pour principal caractère, l'injection de la synoviale, l'exsudation d'un produit albumino-fibrineux et la prolifération des cellules endothéliales et des cellules cartilagineuses sans tendance à une organisation définitive ou à la suppuration. Dans quelques cas ces lésions sont si peu accusées que la jointure qui était tuméfiée pendant la vie paraît saine et à peine hypérémiée après la mort » (1).

Les séreuses internes sont altérées d'une façon assez analogue à celle des articulations. La péricardite « est

(1) E. LANCEREAUX, Traité d'anat. pathologiq., t. III. Paris, 1889, p.173.

caractérisée anatomiquement par un exsudat liquide clair jaunâtre, dans lequel nagent des lambeaux et des flocons d'une matière molle d'un blanc jaunâtre.

En même temps, les parois du péricarde sont recouvertes d'un réticulum fibrineux qui repose sur une couche de jeunes cellules dont la tendance est de s'organiser plus tard et de faire adhérer entre eux les deux feuillets du péricarde (symphyse cardiaque) (1) ».

L'endocardite rhumatismale est le type des endocardites prolifératives, Elle frappe de préférence la valvule mitrale, ensuite et presque simultanément les valvules sigmoïdes de l'aorte, rarement la tricuspide et plus rarement encore les valvules pulmonaires.

« Si parfois on ne trouve qu'un léger dépôt fibrineux ou de faibles végétations, qui se résorbent, d'autres fois ces végétations, formées de jeunes éléments conjonctifs situés tout près du bord libre de la valvule à laquelle elles forment une sorte de couronne, se vascularisent et s'organisent. Il résulte de là un tissu nouveau, semblable à un tissu de cicatrice et dont la propriété rétractile rétrécit l'orifice d'autant plus qu'il ne présente aucune résistance ; souvent les cordages tendineux, subissant le même processus, s'épaississent et se resserrent de telle façon que la valvule arrive à former une sorte d'infundibulum évasé du côté de l'oreillette, et dont l'ouverture inférieure peut à peine permettre l'introduction d'un manche de crayon.

Les valvules sigmoïdes de l'aorte sont le siège, sur

(1) E. Lancereaux. Traité d'anatonomie pathologique T. II. p. 205.

leur face ventriculaire, de végétations ou saillies disposées sous forme de guirlandes, depuis le tubercule d'Aranzi jusqu'aux bords adhérents (1). »

L'attaque de fièvre rhumatismale, très rarement mortelle, n'en est pas moins redoutable pour l'avenir, quand elle s'est compliquée de lésions viscérales cardiaques ; et tout le monde sait que la grande majorité des maladies de cœur ne reconnaissent pas d'autre origine.

Quant aux arthrites, elles offrent un caractère tout à fait spécial, c'est qu'une fois la maladie terminée, elles disparaissent sans laisser de traces, et sans donner lieu à aucun trouble fonctionnel, ce qui est l'opposé de ce que nous verrons dans les poussées aiguës du rhumatisme chronique.

Le rhumatisme articulaire aigu se termine habituellement par la guérison, qui peut être définitive, mais souvent il laisse après lui des désordres considérables du côté du cœur.

« La mort survient, tantôt par le fait d'une élévation brusque de température accompagnée d'une disparition plus ou moins complète des fluxions articulaires, de délire, de malaise général et d'oppression ; tantôt, à la suite de désordres cardiaques ou thoraciques qui sont venus s'ajouter à la fluxion aiguë des articulations, tantôt enfin, mais plus rarement, elle est produite par des complications cérébrales (2) »

(1) E. Lancereaux, cliniques *loc. cit.*, p. 345.
(2) E. Lancereaux, Cliniques, *loc. cit.*

Rhumatisme chronique.

La plupart des auteurs font du rhumatisme chronique la suite de rhumatisme articulaire aigu ou le considèrent comme une de ses variétés (Charcot, Potain, Jaccoud, Bucquoy, etc.). Tout autre est l'opinion de notre Maître, M. Lancereaux, opinion que nous partageons entièrement et que nous allons essayer de résumer.

Le rhumatisme chronique n'est pas, comme la fièvre rhumatismale, une affection des séreuses, mais des membranes fibreuses qu'il atteint primitivement : périoste, aponévroses, cartilages articulaires.

Il se distingue de la fièvre rhumatismale, tant par ses causes que par son évolution et sa terminaison. Le rhumatisme chronique se voit dans les pays tempérés et dans les pays chauds et, comme la fièvre rhumatismale, il n'y a qu'aux environs des pôles et de l'équateur qu'on ne le rencontre pas. On le dit plus fréquent dans les villes qu'à la campagne. Les saisons ne paraissent avoir aucune influence sur sa fréquence.

Si la fièvre rhumatismale se montre dans la jeunesse, c'est-à-dire dans la période d'accroissement, le rhumatisme chronique apparaît surtout dans la seconde moitié de la vie, à l'époque de la ménopause chez la femme, et vers 50 ans chez l'homme.

Contrairement au rhumatisme articulaire aigu qui est une maladie acquise, le rhumatisme chronique est une affection essentiellement héréditaire si on ne s'en tient pas seulement au cadre étroit de l'hérédité directe, mais si on prend la peine de la rechercher chez les personnes « dont les parents ont présenté les désordres concomitants du rhumatisme chronique et qui, sans avoir de localisations articulaires, n'étaient pas moins atteints de la maladie générale dont dépendent ces localisations. Ainsi, l'on voit fréquemment des rhumatisants chroniques dont les descendants sont migraineux, hémorrhoïdaires ou simplement eczémateux, et inversement, des personnes affectées de migraines, de paralysies, d'acné et de psoriasis dont les parents sont atteints d'un rhumatisme déformant progressif ».

Mais il arrive assez fréquemment qu'on le voit bien plus tôt, de 20 à 30 ans et, dans quelques cas, à un âge moins avancé encore, sans qu'il succède pour cela à une maladie infectieuse telle que la scarlatine ou la variole. (Delarrat). Or, comme dans la jeunesse, il revêt surtout le caractère aigu, il est généralement confondu avec la fièvre rhumatismale.

La plupart des auteurs qui se sont occupés du rhumatisme chronique admettent que cette affection, commune chez la femme, ne frappe qu'exceptionnellement l'homme. Si nous ne considérons que les cas graves de rhumatisme chronique progressif, la remarque peut être juste ; mais, si nous tenons compte des déformations vulgaires des

(1) E. Lancereaux, Cliniques, *loc. cit.*

orteils et de l'arthrite sèche, nul doute que l'homme ne soit aussi fréquemment, si ce n'est même plus fréquemment atteint que la femme. (Lancereaux).

On a voulu ici comme dans le rhumatisme aigu, faire jouer un rôle prépondérant à l'action du froid. Cependant tandis que, dans cette dernière maladie. il a une influence manifeste, dans le rhumatisme chronique, il est exceptionnellement l'occasion des manifestations articulaires qui frappent un individu en pleine santé et qui avait. jusqu'alors vécu dans les meilleures conditions hygiéniques.

Le rhumatisme chronique, syndrôme d'une maladie générale, est provoqué par les circonstances physiques ou morales qui amènent une perturbation dans le fonctionnement du système nerveux, en mettant en jeu l'hérédité, telles sont : les impressions morales très vives et, chez la femme, certaines conditions physiologiques de sa vie sexuelle : la ménopause, les grossesses répétées, l'état puerpéral, la dysménorrhée etc.

La plupart des auteurs qui se sont occupés du rhumatisme chronique, ont regardé cette affection comme étant le propre des classes pauvres. C'est ainsi que Landré Beauvais l'avait surnommé : *Goutte de l'indigence*, et Adams : *Maladie des pauvres*.

Tel n'est pas l'avis de M. Lancereaux qui dit : « C'est encore là une erreur, car le rhumatisme chronique nous paraît tout aussi commun chez les gens aisés que chez les personnes dans le besoin ; cette erreur résulte de ce que chez les premiers, il est généralement désigné à tort sous le nom de *goutte* (1) ».

Le rhumatisme chronique évolue lentement, tantôt d'une façon continue et insidieuse, tantôt d'une façon intermittente, sous forme de poussées plus ou moins aiguës, mais, en général, d'autant plus aiguës que les personnes chez qui elles apparaissent sont plus jeunes.

C'est cette dernière forme que nous avons en vue dans cette étude, celle qui est presque toujours confondue avec la fièvre rhumatismale dont les auteurs font la variété subaiguë.

Ces poussées aiguës de rhumatisme chronique se voient principalement chez les personnes adultes et surtout à partir de l'âge de 40 ans ; mais on les rencontre, bien plus souvent qu'on ne le croit d'ordinaire, chez des jeunes gens, et on les range alors sous le nom de rhumatisme articulaire aigu dont on fait la variété subaiguë.

Les douleurs débutent le plus souvent brusquement dans les cous-de-pieds et les genoux, pour envahir ensuite les membres supérieurs, mais d'une facon bien moins constante que dans la fièvre rhumatismale ; la *mobilité* des fluxions, caractéristique de cette dernière; est ici bien moins prononcée.

La peau des articulations malades, ordinairement lisse, tendue, a conservé sa coloration blanche, sauf dans certains cas où la rougeur est nettement accusée.

La tuméfaction, parfois nulle, est souvent considé-

(1) E. LANCEREAUX. Cliniques, *loc. cit.*

rable et « elle est produite, non par une simple dilatation vasculaire, mais par un veritable œdème dépressible, au niveau des jointures et des tissus circonvoisins, et toujours consécutif à la douleur » (1).

Les cavités articulaires renferment souvent, aux genoux du moins, une notable quantité de liquide qui fait saillie de chaque côté du tendon rotulien.

La douleur est, ici, toujours bien moins vive que dans la fièvre rhumatismale ; le malade peut, avec peine il est vrai, remuer légèrement le membre atteint. Elle diffère encore par son siège qui est nettement limité aux tissus fibreux de l'articulation et à leur point d'insertion sur les os.

La température n'est pas la même non plus ; car, tandis que, dans la fièvre rhumatismale, elle oscille entre 38°,5, 39°,5 et même 40°, elle se maintient ici entre 37°,5 et 38°,5, et atteint rarement 39°.

Le pouls, souvent normal, bat de 80 à 100 fois.

Les sueurs font habituellement défaut et, lorsqu'on les trouve abondantes, il convient de se demander si elles ne tiennent pas surtout à la médication.

Les urines sont normales, le plus souvent ; rarement elles sont épaisses et chargées de sels et elles ne renferment pas d'albumine, à moins qu'il n'y ait une affection rénale concomitante.

L'anémie est ici chose rare et, lorsqu'on la rencontre, on peut dire qu'elle est le résultat d'un séjour prolongé au lit, bien plus que de la maladie elle-même.

(1) Lancereaux, *loc. cit.*; p. 360.

Les poussées aiguës de rhumatisme chronique ne se compliquent jamais de lésions viscérales, comme cela arrive si fréquemment dans la fièvre rhumatismale.

Ainsi, on n'observe jamais d'altération de la valvule mitrale, et si, parfois, on constate à la base du cœur, comme cela arrive chez les jeunes personnes, les signes d'une lésion aortique, c'est toujours la face artérielle des valvules sygmoïdes qui est affectée, face qui présente la structure de l'endartère ; et non la face ventriculaire qui a, elle, la structure de l'endocarde.

Contrairement à ce qui a lieu dans la fièvre rhumatismale, les muscles avoisinant les articulations s'atrophient parfois d'une façon lente et continue.

L'évolution de la poussée aiguë de rhumatisme chronique a ordinairement une allure tout à fait spéciale : elle est irrégulière, intermittente et elle dure souvent deux et trois mois et même plus. Ces poussées laissent fréquemment à leur suite, dans les membres qui en ont été atteints, de nombreux désordres tels que : gêne dans les mouvements, ostéophytes, craquements, déformations articulaires, etc.

Les poussées aiguës de rhumatisme chronique peuvent se manifester une ou plusieurs fois chez la même personne, après quoi la maladie reprend sa marche insidieuse et progressive.

ANATOMIE PATHOLOGIQUE

Dans les poussées aiguës de rhumatisme chronique, les différentes parties de l'articulation, membranes fibreuses, périoste, cartilages d'encroûtement, franges synoviales, ligaments et muscles, sont modifiées, autant du moins qu'on en a pu juger dans les rares occasions qu'on a eues d'en faire l'examen.

« Toutefois, le cartilage est dépoli, atrophié ou partiellement détruit, si l'on s'en rapporte aux craquements qui font suite à ces poussées ; le périoste, tuméfié et épaissi, donne naissance à des formations ostéophytiques comme l'indiquent les saillies qui apparaissent au pourtour des articulations et particulièrement au niveau des éminences épiphysaires. La synoviale, prenant quelquefois part au processus pathologique, est injectée et renferme des épanchements plus ou moins abondants... Cette sérosité est habituellement résorbée au bout de quelques semaines, tandis que la synoviale conserve un léger degré d'épaississement. Assez souvent, les muscles situés au voisinage des articulations malades, celles des genoux et des épaules notamment, s'atrophient au moment où les modifications articulaires s'améliorent (1) ».

Toutefois, il faut savoir que les désordres du rhumatisme chronique n'affectent pas seulement les articulations. Le plus souvent, on voit que les sujets qui en sont atteints, sont nerveux ou du moins vivement impressionnables. Dans leur jeunesse, ils présentent des migraines, des épistaxis, de la dyspepsie. Plus tard, on les voit porteurs de hernies, d'hémorroïdes, de varices, plus tard encore, ils présentent de la blépharite ciliaire, de la calvitie en fer à cheval, etc., etc. « Les muscles, les aponé-

(1) Lancereaux, Clinique, t. II. p. 369

vroses, les tendons, la peau, les ongles et surtout les veines et les artères sont simultanément ou successivement lésés ». Lancereaux.

Les orteils présentent très souvent une déviation vers le bord externe du pied, les jointures sont le siège de craquements douloureux perçus par la main appliquée à leur niveau, pendant la flexion ou l'extension du membre.

La sensibilité est généralement affaiblie au niveau des régions altérées. La sécrétion sudorale est augmentée.

Les troubles trophiques de la peau se présentent sous des formes diverses, souvent aussi elle offre à sa surface des éruptions très variées allant de l'érythème au purpura.

Tous ces phénomènes étaient depuis longtemps rattachés au rhumatisme par les auteurs ; mais ce qu'ils n'ont pas dit, et que M. Lancereaux a démontré : *c'est que ces lésions n'ont pas la moindre relation avec le rhumatisme articulaire aigu tandis qu'elles coïncident fréquemment avec les poussées articulaires du rhumatisme chronique* et, comme elles, dépendent, de la grande névrose vaso-trophique et motrice « l'*herpétisme* ».

M. Lancereaux, accorde une grande valeur aux faits cliniques rapportés par MM. Chalot (1) et Hayem (2) ainsi qu'à ceux qu'il a observés lui-même, où des lésions nerveuses matérielles ont produit des désordres trophiques analogues à ceux de l'herpétisme. Et, tout en tenant

(1) Chalot. *Montpellier médical*, 1876.

(2) Hayem. *Archives de Physiologie normale et pathologique*, 1878, t. X. p. 90.

compte des examens microscopiques faits par Kopp (1) et MM. Pitres et Vaillard (2) ainsi que des expériences physiologiques, *n'ayant pas vu de lésions définies et constantes des nerfs ou de la moëlle dans le rhumatisme chronique est porté à croire à des troubles fonctionnels directs ou reflexes*.

Avant de commencer la discussion, nous allons mettre en parallèle les principaux caractères propres au rhumatisme articulaire aigu et ceux qui distinguent le rhumatisme chronique.

Rhumatisme aigu	*Rhumatisme chronique*
1. Maladie microbienne, acquise avec maximum de fréquence de 15 à 25 ans.	1. Maladie essentiellement héréditaire avec maximum de fréquence de 40 à 60 ans.
2. Parait être plus fréquente chez les hommes qui, par leurs travaux, sont plus que les femmes exposés au froid humide.	2. Est également fréquente dans les deux sexes.
3. S'observe surtout au printemps et en automne.	3. Les saisons ne paraissent avoir ici aucune influence.
4. On ne trouve pas de prédisposition.	4. Prédisposition héréditaire très nette.
5. On a une période prodromique avec malaises frissons, courbature, etc.	5. Pas de prodromes.
6. La température monte graduellement (2-3 jours) pour atteindre 39° 39°5 et même 40°.	6. La température toujours moins élevée, atteint exceptionnellement 39°.
7. Les fluxions articulaires sont très mobiles, la douleur est très vive.	7. Les fluxions sont beaucoup moins mobiles, la douleur est moins vive.

(1) Kopp. *Berliner klin. Wochen.* Décembre 1885.

(2) Pitres et Vaillard. Névrites périphériques dans le rhumatisme chroniq: *Revue de méd.* 1887, p. 456.

8. La durée habituelle des fluxions est de deux à trois semaines.	8. Durée de deux à trois mois et même plus.
9. Les urines sont ordinairement rares, foncées, albumineuses, de densité élevée, riches en urée.	9. Urines normales ; on trouve souvent chez ces malades de la polyurie.
10. Les sueurs sont abondantes, acides, à odeur spéciale.	10. Peu ou pas de sueurs.
11. La fibrine du sang est notablement augmentée 7 à 8 p. 1000 au lieu de 3.	11. Sang normal.
12. La rate est ici toujours volumineuse comme dans les pyrexies.	12. Rate normale.
13. Affection des séreuses ; synoviales, endocarde, péricarde, plèvres, arachnoïde, péritoine.	13. Affection des tissus fibreux, periose, cartilages, os.
14. La maladie n'a de gravité que par les complications cérébrales ou viscérales, (endocardite, péricardite) qui surviennent fréquemment au commencement ou au milieu de l'affection.	14. Maladie constitutionnelle qui continue a évoluer en dehors des poussées aiguës, ne donne jamais lieu à l'endocardite. Si on rencontre parfois une lésion aortique c'est la face artérielle des valvules sygmoïdes qui est frappée et non la face ventriculaire.
15. Une fois terminée cette maladie ne laisse aucun désordre du côté des articulations.	15. Les poussées aiguës terminées, on a de la gène dans les mouvements, des craquements articulaires et souvent des exostoses et des déviations des membres.
16. Pas de lésions vasotrophiques.	16. On rencontre très souvent des atrophies musculaires, des rétractions aponévrotiques, des troubles trophiques des ongles, des poils, de la peau ; des éruptions cutanées diverses, etc.

Observation I (personnelle).

Fièvre rhumatismale. — Endocardite. — Pleurésie double.

D.., Lucien, couvreur, âgé de 22 ans, entré dans le service de M. Lancereaux, le 12 février, en sort le 10 mars.

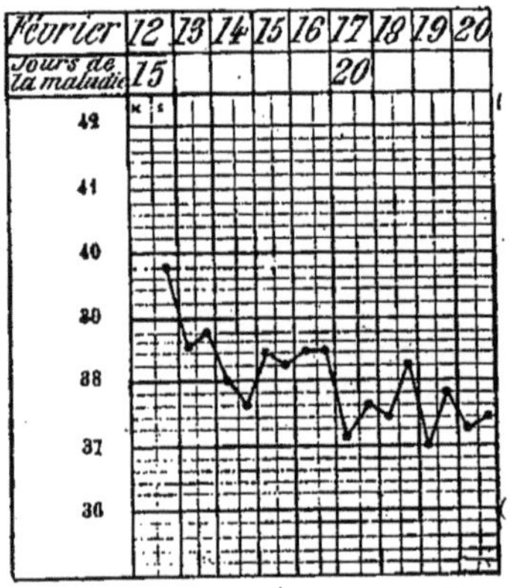

(1) (2) (3) (4) (5)

(1) Salicylate de soude 5 gr.
(2) Pleurésie.
(3) Vésicatoire.
(4) La pleurésie a disparu.
(5) La température oscille entre 36 et 37°.

Antécédents héréditaires. — Père âgé de 72 ans, bien portant. Mère âgée de 58 ans, atteinte d'hémiplégie.

Antécédents personnels. — A eu des épistaxis nombreuses, surtout pendant les grandes chaleurs; mais pas de migraines ni de névralgies; pas d'hémorroïdes ni de varices.

Pas de syphilis, pas de blennorrhagie.

Le malade a toujours joui d'une très bonne santé. Il ne se souvient pas d'être resté un seul jour au lit pour maladie. Ni fatigue, ni essoufflement lorsqu'il courait ou montait les escaliers.

Il y a quatre ans, il était mousse sur un vaisseau marchand; il lui arrivait souvent de coucher à la belle étoile et de se réveiller le matin, couvert de rosée. Mais il n'a jamais souffert de douleurs articulaires.

A Paris, il habitait une vieille maison, au 3e étage, sur la cour. Le parquet était carrelé; mais, malgré cela, il n'était pas très humide. La chambre était un peu obscure, mais il n'y restait que pendant la nuit.

La veille du jour où il a été atteint de rhumatisme, c'est-à-dire le 27 janvier, il a fait, à pied, une course très longue, du parc Saint-Maur à Brétigny (40 kilomètres environ). Il n'a ressenti aucune fatigue, malgré ce long trajet. Cependant, le soir, en se mettant au lit, il a éprouvé une légère pesanteur dans les membres.

Le lendemain matin, 28 janvier, au réveil, il a ressenti une douleur sourde au niveau du cou-de-pied droit. Croyant à une douleur passagère, peu importante, il est allé faire une petite promenade, espérant qu'elle allait bientôt se dissiper. Mais après avoir marché environ une demi-heure, la douleur a augmenté, le cou-de-pied droit a enflé, et le malade est rentré péniblement à la maison. Pour éviter la douleur, il a ôté ses souliers, et il est rentré en marchant pieds nus dans la boue. Arrivé chez lui, il s'est frictionné avec de l'alcool camphré et s'est mis au lit.

Depuis ce jour, les douleurs articulaires n'ont fait qu'augmenter; le malade ne pouvait même pas supporter le poids des couvertures.

Le lendemain, l'articulation tibio-tarsienne gauche était prise à son tour, et, à quelques jours d'intervalle, les deux genoux, le coude, les épaules, les mains. Il y a huit jours, douleur vive au niveau de la masse sacro-lombaire. Il y a dix jours, le malade a ressenti, au niveau du sternum, une sorte de pesanteur, de barre qui arrêtait sa respiration. Il était obligé de s'asseoir dans un fauteuil, la position horizontale, au lit, étant impossible. En même temps, il accusait une douleur sourde au niveau de la région précordiale.

Etat actuel : Le malade est pâle, anémié. Son front est couvert de grosses gouttes de sueur. Les yeux sont brillants, et les traits tirés indiquent une vive souffrance.

Couché sur le côté droit, il éprouve une dyspnée et une douleur très vives, s'il change de position dans son lit.

Les douleurs articulaires ont, cependant, beaucoup diminué; mais il se plaint d'une vive douleur dans les deux côtés de la poitrine. un peu au-dessus et en dehors des mamelons.

Les articulations du genou, tuméfiées, offrent pourtant une légére rougeur, un peu d'épanchement, et sont très sensibles surtout au niveau des interlignes articulaires et des culs-de-sac de la synoviale.

A l'auscultation de la poitrine, on constate que le murmure vésiculaire est diminué à la base du poumon droit et absent à gauche ; à ce même niveau, par la percussion, on a de la submatité; les sommets sont sains.

La pointe du cœur est située un peu en dedans et au-dessous du mamelon. La main, appliquée sur la région précordiale, éprouve une sensation de choc très nette. On entend un bruit de souffle au premier temps et à la pointe.

Le pouls est faible, assez fréquent, régulier ; 92 pulsations à la minute.

Le foie dépasse de un travers de doigt le rebord costal.

La rate est volumineuse.

L'appétit, bien que diminué, persiste.

Le sommeil est mauvais depuis que le malade est atteint de douleurs. Il ne dort même pas une heure par nuit.

Les urines sont rares :

Quantité : moins d'un litre.
Densité : 1030.
Albumine : un peu.
Sucre : 0
Urée : 35 gr. par litre.

TRAITEMENT : Salicylate de soude, 5 grammes.

14 *février*. — Cette nuit, le coude gauche a été atteint par la fluxion rhumatismale, ainsi que les articulations des doigts de la main gauche. Au genou, épanchement, mais pas de douleurs aiguës.

Matité complète à la base du poumon gauche ; souffle tubaire ; légère égophonie.

16 *février*. — Léger épanchement avec égophonie á la base du poumon droit.

On applique un vésicatoire de 18 centimètres entre les deux épaules.

17 *février*. — Le vésicatoire a très bien pris. La respiration est beaucoup plus facile et le malade n'est pas forcé de conserver une position spéciale pour éviter la dyspnée.

Il a éprouvé, ce matin, une sensation de picotement à la première portion de l'urèthre. L'urine examinée présente encore manifestement de l'albumine

19 *février*. — Le souffle a disparu à droite, mais persiste encore du côté gauche.

21 *février*. — La matité, le souffle et l'égophonie ont complètement disparu. Le souffle persiste au cœur au premier temps et à la pointe.

9 *mars*. — Le malade va en convalescence à Vincennes. Il conserve un léger souffle systolique à la pointe et ne souffre plus du tout de ses articulations.

Observation II. (Personnelle).

Rhumatisme articulaire aigu. – Endocardite avec lésions des orifices : mitral, aortique et tricuspidien. — Congestion du poumon droit. — Autopsie : Lésions articulaires.

C.., Jean, âgé de 19 ans, garçon marchand de vin, entre

dans le service de M. Lancereaux le 31 décembre ; mort le 7 février.

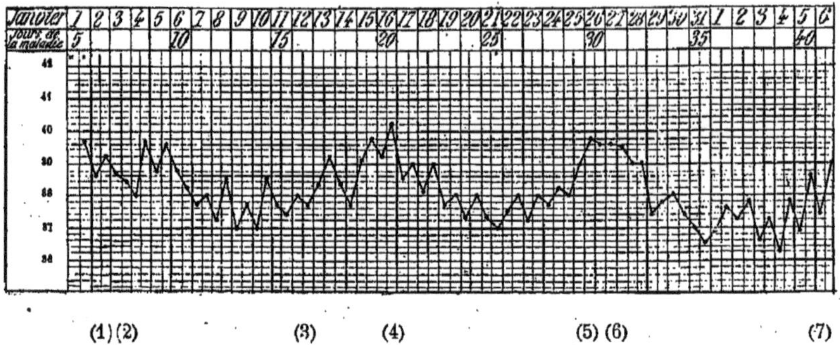

(1) Vésicatoire à la région précordiale.
(2) Pleurésie à gauche, congestion à droite.
(3) Vomissements.
(4) Nouvelle poussée articulaire.
(5) — —
(6) Vésicatoire, région précordiale.
(7) Mort.

Antécédents héréditaires. — Son père se porte bien, sa mère aussi. Ils n'ont pas fait de maladies. Il a une sœur bien portante.

Antécédents personnels. — Depuis l'âge de 6 ans, et jusqu'à présent, il a presque chaque année, en janvier ou février, des attaques de rhumatisme articulaire aigu qui ont duré, en général, un mois. Elles commencent toujours par une des grandes articulation, l'épaule ou les genoux ; peu à peu, les autres jointures sont prises ; et, quelquefois, les articulations prises en premier sont envahies de nouveau à la fin.

A l'âge de 7 ans, il a commencé à avoir des palpitations et un peu de dyspnée. Il se le rappelle parce qu'il a été brûlé sur la région précordiale par un médecin.

Depuis un an, il habite et travaille chez un marchand de

vin ; avant cela il était chez son père où il était bien nourri, bien logé.

Il y a quelques jours, le malade fut pris de douleur au niveau des deux genoux, puis dans les cous-de-pied, et, enfin, dans les coudes.

Etat actuel : *2 janvier*. — Le malade a une dyspnée assez intense et des battements de cœur violents.

Il y a du frottement péricardique.

Application d'un vésicatoire sur la région précordiale.

Les urines sont rares :

Quantité : 800 gr.
Densité : 1025.
Albumine : un peu.
Sucre : 0.
Urée : 33 gr. par litre.

3 janvier. — A la base gauche, souffle et égophonie ; à droite, quelques râles de congestion.

100 pulsations.

Paleur de la face, pommettes cyanosées.

Potion de Todd avec 6 centigrammes d'extrait thébaïque. Quelques ventouses à la base du thorax.

4 janvier. — Le malade se trouve mieux. La dyspnée paraît moins intense.

120 pulsations.

5 janvier. — Le malade est toujours pâle ; les lèvres sont moins cyanosées.

Le souffle qui existait à diminué d'étendue.

Pouls : 108.

16 janvier. — Nouvelle poussée articulaire : cette nuit, le malade a été repris de vives douleurs dans le bras droit, principalement au poignet, et aussi dans les genoux.

Les jointures sont tuméfiées, la peau est tendue et rosée. La douleur, extrêmement vive, siège principalement au niveau des interlignes articulaires et des culs-de-sac de la synoviale moyennement distendue par du liquide.

Pouls accéléré. La température s'élève de nouveau.

Il y a un peu de dyspnée.

Le facies est décoloré ; les pommettes sont cyanosées Il y a de la douleur dans le pied et au niveau de l'articulation tibio-tarsienne.

Les urines sont rares :

Quantité : 1 litre.
Densité : 1022.
Albumine : un peu.
Sucre : 0.
Urée : 23 gr. par litre.

18 janvier. — Le malade se trouve beaucoup mieux.

Les douleurs ont disparu, sauf au niveau des poignets où elle persiste encore un peu.

25 *janvier.* — Cette nuit, le malade a commencé à avoir une légère douleur au niveau de la région lombaire. Il a un peu de dyspnée : le facies est toujours pâle, avec pommettes cyanosées.

27 *janvier.* — Cette nuit, le malade a été repris de douleurs violentes dans la main et le poignet droit.

28 *janvier.* — 100 pulsations ; pouls irrégulier, faible, assez ample, facies très pâle ; pommettes cyanosées. Respiration fréquente : 48 par minute.

Rien de spécial à l'auscultation du poumon.

Battements du cœur violents, sourds, avec souffle mitral et aortique.

Le foie déborde un peu les fausses côtes et est douloureux à la pression.

Application d'un vésicatoire de 15 centimètres sur la partie antérieure de la poitrine.

29 *janvier*. — Les douleurs ont complètement cessé.

Le malade est moins oppressé.

Facies toujours pâle, mais pas d'anxiété

31 *janvier*. — Le malade n'a plus de douleurs, mais il a toujours de la dyspnée. « J'étouffe », dit-il ; nausées et étourdissements accompagnés de sueurs froides.

Pouls faible : 130 à 140 ; inégal, avec intermittences très manifestes.

Le malade a eu plusieurs syncopes, hier, dans la journée, et cette nuit.

4 *février*. — Le malade est très amaigri ; le facies est jaune pâle.

Ce matin et hier soir il a eu une épistaxis.

6 *février*. — Le malade est toujours oppressé. Il a des nausées, mais pas de vomissements ni d'épistaxis.

7 *février*. — Mort à 3 heures du matin.

AUTOPSIE : Amaigrissement. Absence complète d'œdème. Muscles pâles, décolorés.

A l'ouverture de l'abdomen, il s'écoule une certaine quantité d'un liquide citrin, clair plutôt que trouble (1 litre à peu près).

Les *ganglions mésentériques* sont, pour la plupart, augmentés de volume, tuméfiés, d'une teinte vineuse et de consistance ferme.

Les *ganglions lombaires*, un peu moins volumineux, offrent les mêmes caractères. Il en est de même des ganglions situés au-dessus du pancréas qui sont, peut-être, les plus volumineux de tous.

Les *veines abdominales* sont gorgées de sang.

Rein droit. — Volumineux, ferme. Surface corticale lisse, jaunâtre.

Décortication facile.

Mêmes caractères pour le rein gauche.

Vessie. — Distendue par l'urine.

Rate. — Volumineuse, très injectée, ferme. A la coupe, écoulement d'une grande quantité de sang.

Foie. — Volumineux, tuméfié, induré. A la coupe, on observe une congestion prononcée. Il présente tous les caractères du foie muscade.

Vésicule biliaire. — Contient une faible quantité de liquide jaunâtre. Le péritoine qui la recouvre est le siège d'un pointillé ecchymotique.

Estomac. — Renferme des aliments non digérés. La muqueuse est très fortement injectée.

Intestins. — Rien.

Péricarde. — Contient une grande quantité de sérosité jaunâtre.

Cœur. — Très volumineux, dilaté et surchagé de graisse sur toute sa face antérieure, surtout au niveau du ventricule droit. Toutes les cavités du cœur sont distendues par un sang noir semi-coagulé.

On constate la dilatation du ventricule droit.

La valvule de Thébésius ressemble à un véritable crible ; elle n'est pas effacée ; au contraire, le bord libre est très apparent. La valvule tricuspidienne, légèrement jaunâtre, est épaissie et rétractée, surtout au niveau de la valve gauche ; mais l'altération est généralisée.

L'oreillette droite est dilatée. Son auricule ne contient pas de caillots.

Cœur gauche. — L'orifice mitral est rétréci, permet à peine l'introduction du pouce. Les valvulves sont épaissies sur leurs bords et fusionnées par leurs extrémités. L'induration porte surtout sur leur bord libre, au niveau duquel existent des végétations.

Le myocarde est épaissi et induré.

Il y a un léger degré d'insuffisance aortique. Les valvules sigmoïdes sont toutes altérées, l'une d'elles est épaissie sur son bord libre et rétractée ; pour les autres, l'épaississement existe surtout au niveau des nodules d'Arantius. On observe, en outre, des végétations sur le bord libre des valvules, s'étendant en guirlande du nodule d'Arantius jusque très près du bord adhérent.

Les *ganglions bronchiques* sont volumineux, violacés comme ceux de l'abdomen.

Poumon gauche. — Absolument libre. Pas d'adhérences ni de liquide dans les plèvres. Congestion intense.

Poumon droit. — Les lobes moyen et inférieur sont splénisés. Un petit morceau, pris à ce niveau, tombe au fond d'un vase contenant de l'eau.

Artère pulmonaire. — Rien.

Genou droit. — La synoviale, vivement injectée, contient un peu de liquide visqueux. Les surfaces articulaires sont parfaitement lisses.

Poignet gauche. — Rien aux gaînes tendineuses ; synoviale vivement injectée ; cartilages articulaires intacts.

Cerveau. — Méninges légèrement injectées. Artères cérébrales saines.

Observation III (personnelle).

Herpétisme. Poussée aiguë de rhumatisme chronique.

C..., Jules, âgé de 37 ans, marchand de vins en gros, entre à l'hôpital du Perpétuel-Secours, dans le service de M. Lancereaux, le 26 décembre 1896.

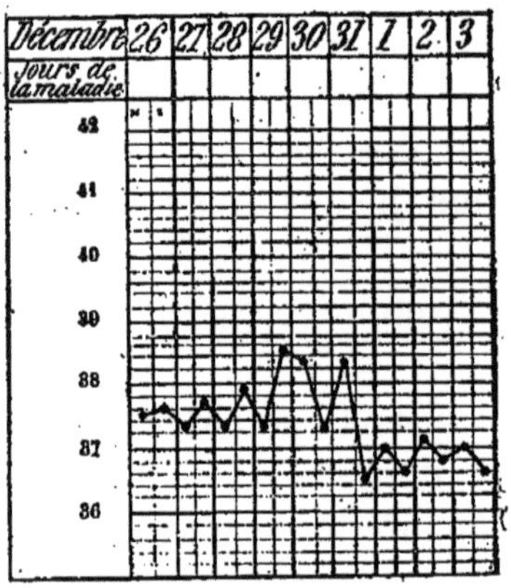

Le 26 (6e jour de maladie) 3 gr. 50 d'antipyrine.

Antécédents héréditaires. — Père âgé de 79 ans, a eu, de 45 à 60 ans, plusieurs poussées aiguës de rhumatisme chronique, dont une a duré plusieurs mois. Sa mère est morte à 56 ans, à la suite d'hémorrhagie cérébrale ; elle était obèse et avait eu, à diverses reprises, des douleurs articulaires. Le malade a eu 8 frères et sœurs dont une âgée de 50 ans, rhumatisante, est actuellement retenue au lit, depuis plus de 5 mois, par sa quatrième poussée articulaire. Les autres frères et sœurs n'ont pas eu de rhumatismes ; en revanche, ils ont eu des migraines, et la plupart sont obèses. Le malade est marié, père de 3 enfants, dont une petite fille est migraineuse.

Antécédents personnels. — Etant enfant s'est bien porté ; pas de fièvres éruptives ou autres (typhoïde, palustre).

Entre 10 et 15 ans, il a eu beaucoup de migraines et d'abondantes épistaxis ; vers l'âge de 28 ans, il a eu de l'eczéma, mais n'a eu ni hémorroïde ni varices. Depuis son jeune âge il a toujours mal digéré (flatulence, renvois, somnolence, bâillements, constipation ; mais pas de vomissements).

Vers l'âge de 28 ans, il a commencé à prendre de l'embonpoint et, dans l'espace de deux ans, il était devenu très gros, surtout du ventre.

Depuis très longtemps déjà, aux changements de temps, le malade éprouvait dans les jointures des douleurs vagues, mais peu intenses. passagères et qui ne l'empêchaient pas de travailler. Un dimanche (le 20 décembre), étant au bois de Boulogne avec ses enfants, il ressentit une douleur vague dans le genou gauche, mais ne s'en inquiéta pas. Le lendemain matin, non seulement son genou était tuméfié, mais, de plus, l'articulation du cou-de-pied gauche était douloureuse. Le jour suivant, le membre inférieur droit fut pris à son tour ; puis, enfin, les membres supérieurs, gauche et droit, furent successivement envahis, à un jour d'intervalle.

Le médecin appelé, diagnostiqua un rhumatisme articulaire aigu et prescrivit le salicylate de soude. Un autre médecin, venu le lendemain, diagnostiqua un rhumatisme chronique, fit supprimer le salicylate et prescrivit une pommade pour application locale.

Etat actuel (27 décembre). — On a administré au malade, sitôt, après son entrée à l'hôpital, 3 gr. d'antipyrine et déjà, ce matin, les douleurs avaient notablement diminué.

Les *épaules* sont peu raides, les mouvements sont possibles mais gênés ; il n'y a pas de craquements. Par la pression ou réveille une douleur peu intense à leur niveau.

Les *coudes* ne présentent plus ni enflure ni douleur, mais ont conservé, néanmoins, un certain degré de raideur.

Les *poignets* présentent un œdème considérable qui s'étend au dos de la main. Cet œdème est mou, dépressible et garde l'empreinte du doigt. La peau est d'un blanc mat ; par la pression on réveille de la douleur, non pas au niveau de l'interligne articulaire, mais à l'endroit des insertions ligamenteuses sur les os de l'avant-bras et de la main. Les mouvements de l'articulation sont douloureux, mais pas d'une façon excessive. Les doigts ne présentent ni gonflement ni ostéophytes, mais sont un peu raides.

Les *hanches* sont libres ; le malade se plaint de souffrir au niveau des insertions des muscles sur le grand trochanter et le long du fascia lata.

Les *genoux* sont très volumineux, rendus fusiformes par l'œdème périarticulaire. Les *synoviales* sont distendues par du liquide ; leurs culs-de-sac forment des saillies volumineuses et fluctuantes ; on perçoit le choc rotulien. Les genoux sont plutôt raides que douloureux, le malade peut les plier et les étendre, mais péniblement, avec lenteur.

Les culs-de-sac synoviaux, de même que l'interligne articulaire, ne sont pas douloureux à la pression. On réveille pourtant la douleur en comprimant les extrémités osseuses, condyles du fémur et tête du tibia, dans l'étendue de quelques centimètres au-dessus et au-dessous de l'interligne articulaire.

Le tendon rotulien est, lui aussi, sensible à la pression. Les articulations tibio-tarsiennes sont tuméfiées. On réveille une forte douleur quand on comprime le dos du pied au-dessous de l'interligne articulaire. Les orteils sont libres et ne présentent rien de particulier, outre une induration en dehors du gros orteil, que des cors multiples et de légers troubles trophiques des ongles.

Le malade est un homme bien constitué, mais obèse. Le cou est épais et court ; la couche adipeuse sous-cutanée est considérable. Le malade présente, en outre, la calvitie en fer à cheval, de la blépharite ciliaire et de l'acné du dos.

La langue est un peu blanche ; l'appétit est conservé. Les fonctions intestinales se font normalement. Le malade a eu, cette nuit, une abondante transpiration. Sa peau est, maintenant, moîte et grasse.

Cœur. — La pointe bat dans le 5e espace à 9 centimètres de la ligne médiane. Les battements du cœur sont difficilement perçus, pr la palpation, à travers l'épaisse couche de graisse qui tapisse la paroi du thorax. Pas de frémissement.

A l'auscultation, on constate que les bruits du cœur sont réguliers et d'intensité moyenne. Pas de souffles ou de frottements péricardiques. Le pouls est régulier, fort; il bat 100 fois à la minute. Les artères radiales ne sont ni dures ni sinueuses.

Rien de particulier du côté des *poumons* et des *plèvres*.

Foie. — Normal.

Rate. — Normale; mesure 10 sur 15 centimètres.

Le *ventre* est énorme ; sa paroi est tapissée par une épaisse couche de graisse. Pas de météorisme ni d'ascite.

La température oscille entre 37° 5 et 38° 5.

Urine. — Rares (1 litre); très colorées.

Densité : 1017.
Sucre : 0.
Albumine : 0.
Urée : 20 grammes par litre.

Traitement. — Régime lacté et 3 gr. 50 d'antipyrine.

31 *Décembre*. Les douleurs ont disparu. La température est devenue normale. Le malade demande à manger.

Le 3 *Janvier*. — Le malade n'ayant plus de fièvre et n'éprouvant que de la gêne à la marche au niveau des articulations affectées, demande à sortir.

DISCUSSION

Comme nous l'avons déjà dit dans l'Introduction, en entreprenant l'étude du rhumatisme, nous nous sommes placé à un point de vue tout à fait spécial qui est celui du diagnostic différentiel du rhumatisme articulaire aigu et des poussées aiguës du rhumatisme chronique.

Nous nous sommes mis en présence de deux malades offrant un symptôme commun, douleurs articulaires, et nous nous sommes proposé de rechercher sur quels indices on doit s'appuyer pour établir que, dans un cas, il s'agit de fièvre rhumatismale et, dans l'autre, de poussées aiguës de rhumatisme chronique.

Pour cela, nous allons reprendre un à un les différents symptômes propres à chacune de ces affections, dans l'ordre suivant lequel nous les avons présenté plus haut et, après avoir cherché leur existence dans chacune de nos observations, nous les mettrons en parallèle afin de mieux faire ressortir les différences qui les caractérisent.

Si on compare les observations n°s 1 et 2 (fièvre rhumatismale) à l'observation n° 3 (rhumatisme chronique) on constate que, tandis que les deux premières se rapportent à des jeunes gens de 19 à 22 ans, en pleine période d'accroissement, dans la 3e il s'agit d'un homme fait.

La connaissance de la profession des malades peut, comme nous l'avons vu, rendre souvent de réels services dans l'établissement du diagnostic différentiel, et elle a ici une réelle importance.

En effet, le malade n° 1, couvreur, est exposé à toutes les intempéries de l'atmosphère ; le n° 2, garçon marchand de vins, a vécu en partie dans une cave et en partie dans un rez-de-chaussée privé d'air et de soleil, toutes conditions prédisposant à la fièvre rhumatismale.

Par contre, le malade n° 3 est un homme aisé, marchand de vins en gros, menant une vie sédentaire qui, de plus, comme la plupart des herpétiques, est très soucieux de sa santé, évitant avec soin toute cause de refroidissement.

Occupons-nous maintenant des antécédents héréditaires de ces trois malades.

Pour le n° 3, les stigmates de l'herpétisme sont nombreux dans toute sa famille : ascendants, collatéraux et descendants. Son père est depuis longtemps rhumatisant, sa mère obèse, rhumatisante et artério-scléreuse, est morte d'une hémorrhagie cérébrale ; de ses huit frères et sœurs, l'un est rhumatisant, les autres sont migraineux ou obèses : sa petite fille de 8 ans est déjà migraineuse.

Rien de semblable ne s'observe chez nos deux autres malades (observations 1 et 2) dont les parents ne présentent aucun signe d'herpétisme.

Comme les antécédents héréditaires le faisaient prévoir, les malades n°s 1 et 2 n'ont présenté dans leur jeunesse aucun des stigmates de l'herpétisme. Il n'en est pas de même du n° 3 qui, après avoir eu, dans son adolescence des migraines, des épistaxis et de l'eczéma, est devenu obèse vers l'âge de 28 ans et avait des douleurs aux changements de temps.

Il nous faut insister sur ce fait que, tandis que l'un de nos malades atteints de fièvre rhumatismale, le n°1 n'a jamais fait auparavant une heure de maladie ; l'autre, le n° 2 a souffert à partir de l'âge de 6 ans, d'attaques à répétition. C'est, d'ailleurs, ce qui s'observe fréquemment dans la fièvre rhumatismale, et ces attaques sont d'autant plus fréquentes que le sujet qui en est atteint est plus jeune.

Nous avons insisté plus haut sur le fait que, dans la fièvre rhumatismale, les fluxions articulaires étaient le plus souvent précédées d'une période prodromique consistant en malaise, fatigue, courbature avec élévation de température, ensemble symptomatique qui rappelle le début des maladies infectieuses.

Quant au rhumatisme chronique, il éclate de manières variées, les arthropathies n'étant pas ordinairement précédées d'une période prodromique et survenant à l'occasion d'une fatigue, d'un refroidissement, souvent d'une émotion, toutes causes capables d'ébranler le système nerveux. Souvent, la première poussée aiguë de rhumatisme chronique est précédée pendant de longues années de douleurs vagues dans les jointures ou même dans la continuité des membres, et influencées surtout par les changements de temps, ce qui est un des caractères des douleurs névropathiques. Tel est le cas du malade qui a fait l'objet de l'observation III.

Qu'il y ait ou non des prodrômes, un des premiers et le

principal symptôme du rhumatisme articulaire aigu, c'est la fièvre. Aussi les auteurs anglais désignent-ils cette affection sous le nom de : *fièvre rhumatismale.*

Dans le rhumatisme articulaire aigu, comme nous l'avons vu plus haut, la température évolue ordinairement d'une façon régulière, pour ainsi dire cyclique, et sa durée est, en général de 2 à 3 septénaires. Tel est le cas de notre malade n° 1 chez lequel le retour à la température normale a eu lieu le vingt et unième jour de la maladie.

Pourtant les choses ne se passent pas toujours ainsi. Souvent, avons-nous déjà dit, et ainsi que nous pouvons le constater chez un de nos malades, la température élevée qui accompagnait les premières fluxions et qui était tombée au bout de quelques jours, sous l'influence du traitement, remonte au moment où surviennent des complications cardiaques. C'est ainsi que chez notre malade n° 4 nous voyons le 31e jour une troisième élévation de température, accompagnant une nouvelle poussée articulaire.

Tel est le cas aussi du malade qui fait l'objet de notre observation n° 2 chez qui, à deux reprises différentes, il y a eu une élévation de température précédant l'apparition des fluxions articulaires.

Il est à remarquer que, dans tous ces cas, la température commence à monter un, deux et même trois jours avant que se manifestent les fluxions articulaires ou les complications viscérales. Elle monte d'une façon graduelle et ce n'est que le jour où elle atteint son maximum d'intensité que se montrent les douleurs ou les complications viscérales.

Dans les poussées aiguës de rhumatisme chronique,

la marche de la fièvre n'est soumise à aucune règle précise. Tantôt courte et ne durant, comme dans notre observation n° 3, que quelques jours, elle se prolonge parfois durant des mois, surtout quand le traitement n'a pas été institué de bonne heure.

Une autre différence essentielle, au point de vue du diagnostic des deux affections qui nous occupent, est le degré d'intensité de la fièvre. Alors que, chez nos malades atteints de rhumatisme aigu, la température s'élève à 39°,5 et même à 40°, chez celui qui souffre de rhumatisme chronique, ainsi qu'on peut le voir, la fièvre oscille entre 37° 5 et 38°5.

L'état général des malades n°s 1 et 2 diffère notablement de celui du malade n° 3. La fièvre rhumatismale étant, nous le répétons, très probablement une maladie microbienne, ne se traduit pas seulement par des lésions locales, mais elle retentit d'une façon manifeste sur l'état général de ceux qui en sont atteints.

Ainsi, notre malade n° 1 est très intéressant sous ce rapport ; nous le trouvons la face pâle, anémiée, les yeux brillants, les traits tirés, le front couvert de grosses gouttes de sueurs.

Rien de semblable pour le malade de l'observation n° 3, le rhumatisme chronique, encore une fois, n'anémiant que par le séjour prolongé au lit, ce qui n'est pas le cas ici.

Les complications diffèrent totalement, soit que l'on considère la fièvre rhumatismale ou les poussées aiguës du rhumatisme chronique.

Dans le premier cas, en effet, nous rencontrons souvent, très souvent même, l'endocardite, plus rarement la péricardite et la pleurésie. Dans le second cas nous avons comme unique complication viscérale, l'insuffisance aortique. Par contre, les ostéophytes, les craquements et les déformations articulaires succèdent fréquemment aux poussées aigües de rhumatisme chronique.

C'est, en effet ce que nous constatons chez nos trois malades. Les deux premiers éprouvent une dyspnée intense. Chez l'un, il y a à la base du poumon gauche, de la submatité avec absence de murmure vésiculaire ; chez l'autre, du souffle et de l'égophonie. Tous les deux, comme le démontre la suite des observations, sont atteints d'affection pulmonaire ayant débuté par le côté gauche.

En outre, chez le malade n° 1, la main appliquée sur la région précordiale éprouve très nettement une sensation de choc. A l'auscultation, on entend un bruit de souffle au premier temps et à la pointe.

Le malade n° 2 présente, à son entrée, les signes d'une ancienne endo-péricardite qu'il dit avoir eue à l'âge de 7 ans.

Notre troisième malade n'est, lui, porteur d'aucune lésion viscérale ; il n'a pas encore d'ostéophytes, mais il présente aux doigts de pieds de nombreux cors, de même que des troubles trophiques des ongles.

Les articulations sont différemment affectées dans les deux cas. Tandis que nos rhumatisants aigus ne peuvent faire le moindre mouvement dans leur lit, craignant jusqu'à l'ébranlement de celui-ci et supportant avec peine le poids de leurs couvertures, notre rhumatisant chronique peut remuer dans son lit, bien que les mouvements lui soient difficiles.

L'aspect des articulations diffère suivant l'un ou l'autre cas. Chez les deux premiers, l'article atteint présente une teinte rosée érythémateuse ; la synoviale renferme du liquide en petite quantité ; le moindre attouchement, particulièrement au niveau de l'interligne articulaire et des culs-de-sacs synoviaux, détermine une vive douleur.

Il n'en est pas de même chez notre malade n°. 3. Ici, la peau des jointures douloureuses a gardé sa couleur normale. Elles présentent un œdème considérable, œdème mou, dépressible, gardant l'empreinte du doigt. Par la pression, on provoque de la douleur, non au niveau de l'interligne articulaire, mais à l'endroit des insertions ligamenteuses sur les os.

Au genou, on réveille la douleur en comprimant les extrémités osseuses du fémur et du tibia dans l'étendue de quelques centimètres au-dessus et au-dessous de l'interligne articulaire.

Dans le cours de la fièvre rhumatismale, les urines sont rares, colorées, sédimenteuses, de densité élevée et, comme dans toute pyrexie, elles contiennent de l'albumine et une quantité considérable d'urée.

C'est ainsi que, chez notre malade n° 1, la quantité d'urée était de 35 gr. par litre, et de 41 gr. chez le malade n° 4.

Notre rhumatisant chronique, au contraire, a les urines à peu près normales ; elles ne contiennent ni albumine ni urée en excès.

Les sueurs, souvent profuses et si caractéristiques dans le rhumatisme aigu, font défaut ou sont bien moins abondantes dans le rhumatisme chronique où il faut se demander si elles ne tiennent pas plutôt à la médication qu'à l'affection elle-même.

La durée de la maladie est très différente dans les 2 cas. La fièvre rhumatismale fait ordinairement son évolution en 2 ou 3 septénaires, après quoi, s'il n'y a pas eu de complications viscérales, le malade est complétement rétabli, n'éprouvant pas dans la suite la moindre gêne au niveau des articulations.

Le rhumatisme chronique lui, procède tout autrement : ses poussées aiguës, sauf chez les jeunes gens où elles peuvent être relativement très courtes, durent ordinairement deux ou trois mois et même plus et laissent à leur suite des désordres tels que : ostéophytes, raideur dans les jointures, craquements et déformations articulaires etc.

En dehors de ses manifestations aiguës, la maladie n'en continue pas moins son évolution.

Observation IV (prise en collaboration avec M. Paulesco).

Rhumatisme articulaire aigu. — Péricardite. — Endocardite. — Rechute le 32e jour ; défervescence définitive le 38e jour.

C..., François, âgé de 18 ans, garçon de café, entre à l'hôpital du Perpétuel-Secours, dans le service de M. Lancereaux, le 12 juin ; sorti le 6 août (1896).

Antécédents héréditaires. — Père 46 ans, bien portant, non rhumatisant. Mère 50 ans, bien portante, non rhumatisante Six frères et sœurs, tous bien portants.

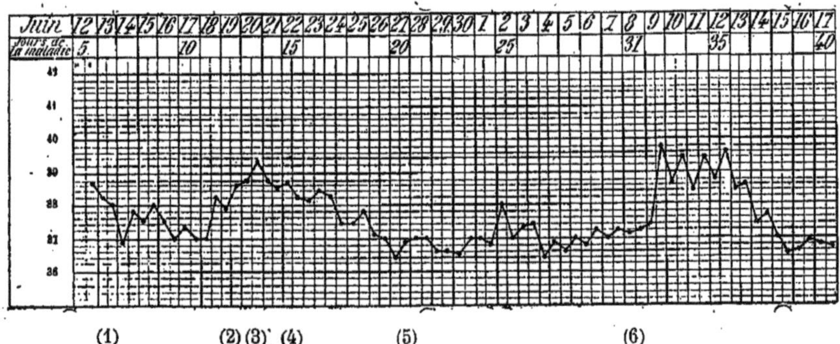

(1) Antipyrine 3 gr. 50.
(2) Nouvelle poussée.
(3) Salicylate 6 gr.
(4) Frottements péricardiques.
(5) Souffle d'endocardite.
(6) Nouvelle poussée.

Antécédents personnels. — Etant enfant, il s'est toujours bien porté; pas de fièvres éruptives. Pas de migraines, ni d'épistaxis, ni d'hémorroïdes.

Il a habité à la campagne, chez ses parents, jusqu'à l'âge de 11 ans, époque où il vint à Paris (1889).

Depuis, il est garçon marchand de vins, mais ne présente pas de signes d'intoxication par les boissons.

Le malade prétend avoir perdu l'appétit, depuis environ un mois ; il ne mangeait plus comme autrefois (alors il n'avait jamais assez) ; et, pendant ce temps, il dit avoir maigri de 8 livres.

Déjà, depuis quelque temps, il ne se sentait pas très bien, quand, le dimanche, 7 juin, il fut pris d'un véritable malaise, avec céphalée intense. Le lendemain il ressentit une douleur siégeant en dedans du tendon d'Achille, du côté droit, et, mardi matin, il ne put plus se lever, car les articulations tibio-tarsienne et métatarso-phalangiennes droites étaient douloureuses et tuméfiées.

Au bout de trois jours (10 juin), le pied gauche fut pris à son tour.

État actuel. — A son entrée à l'hôpital (11 juin), le malade paraît beaucoup souffrir. Immobile dans son lit, il appréhende l'approche de toute personne ; poussant des cris chaque fois qu'on le touche ou même simplement quand on soulève ses couvertures.

Ce sont surtout les articulations métatarso-phalangiennes du côté gauche qui sont atteintes, et le moindre attouchement à leur niveau lui est tellement pénible qu'il ne peut retenir ses larmes. L'articulation tibio-tarsienne est peu douloureuse. Par contre, il éprouve des douleurs violentes, spontanées, au niveau du genou gauche qui est légèrement tuméfié et dont la peau présente une teinte rosée, prononcée surtout à sa face interne.

Peu de liquide dans l'articulation ; la pression provoque une vive douleur, surtout au niveau de l'interligne articulaire et des culs-de-sac de la synoviale.

Le malade est un jeune homme fort, robuste et bien constitué, à face colorée. Les pommettes sont rouges, la langue est légèrement chargée.

Cœur. — La pointe bat dans le 5e espace, à 10 cent. de la ligne médiane.

Pas de frémissement ; les battements sont normaux ; pas de souffle.

Pouls. — 126, régulier et d'intensité moyenne.

Poumons. — Rien. Le malade se plaint de souffrir dans le côté droit du thorax, mais on ne trouve rien à l'auscultation.

La matité du *foie* remonte en haut à la 5e côte ; en bas, elle déborde les fausses côtes de un travers de doigt.

Rate — Volumineuse ; 13 cent. sur 20, (dès le premier jour de son entrée).

Ventre. — Rien ; pas de météorisme.

Urines. — Rares (1 litre environ).

Densité : 1030.
Albumine : Un peu.
Sucre : 0.
Urée : 41 gr. par litre.

On diagnostiqua un rhumatisme articulaire aigu ; néanmoins on administra au malade 3 gr. d'antipyrine. Le lendemain les douleurs étaient déjà moindres, et le surlendemain elles avaient presque entièrement disparu.

20 juin. — Avant-hier soir, il commença à se plaindre de douleurs dans les épaules, plus intenses à gauche, et depuis ce matin il souffre dans les deux mains. Il existe de la rougeur et un léger gonflement au niveau du dos, des mains et des poignets. La douleur, très vive au moindre attouchement, siège principalement dans les articulations *carpiennes* et *carpo-métacarpiennes* ; les doigts ne sont pas pris, mais l'articulation du poignet est, elle aussi, très douloureuse. La température, qui avait baissé, est de nouveau montée, ce matin, à 39 degrés.

Urines. — Densité : 1020.
Un peu d'albumine décelée par l'addition d'acide nitrique et par l'ébullition avec de l'acide acétique.
Sucre : 0.
Urée : 27 gr. par litre.

22 juin. — Depuis hier soir, le malade se plaint de légère gêne respiratoire et d'un peu de dysphagie. Pas de hoquet ; pas de douleurs précordiales.

Ce matin, l'auscultation du cœur montre à la région précordiale, et surtout au niveau de la base, des frottements rudes et intenses. Pas de liquide dans le péricarde.

Traitement. — Application de vésicatoire à la région précordiale. Salicylate de soude, 6 grammes ; chloral, 3 grammes.

24 juin. — Les frottements de la base persistent, mais moins intenses. De plus, il y a des frottements au niveau de la pointe et dans toute la région précordiale. La dyspnée et la gêne respiratoire sont moins intenses.

28 juin. — Défervescence depuis deux jours.

Le malade ne souffre plus du tout. Il se sent très bien et voudrait se lever ; pourtant, quand il se couche sur le côté droit, il éprouve une légère douleur à la région précordiale.

Depuis hier, la dysphagie et la gêne respiratoire ont complètement disparu ; mais la toux, le rire, une inspiration forte produisent une douleur vive au niveau de la pointe du cœur.

Cœur. — La *pointe* bat dans le 5e espace, à 13 centimètres de la ligne médiane, au-dessous et très en dehors du mamelon.

Palpation. — Léger frémissement systolique, perceptible surtout dans le 3e espace gauche.

Percussion. — La matité cardiaque est augmentée.

Auscultation. — A la pointe, frottements péricardiques rudes, râpeux et très intenses, commençant avec la systole et persistant pendant toute sa durée. A ce niveau, on perçoit difficilement les *bruits du cœur* à cause de ces frottements qui sont très intenses. Dans le 3e *espace* gauche, près du sternum, on perçoit un *souffle systolique intense*, mais *doux*, non râpeux et, en plus, des frottements péricardiques râpeux pendant la diastole, surtout immédiatement avant la systole.

Aux orifices *aortique, pulmonaire* et *tricuspide*, les frottements couvrent les bruits normaux. Dans l'aorte, souffle doux, systolique ; on n'entend pas le claquement des sigmoïdes.

Pouls. — Régulier ; 64 ; intensité moyenne.

Foie. — Remonte en haut à la 5e côte ; en bas, déborde les fausses côtes de 2 travers de doigt.

Rate. — Très volumineuse : 15 sur 23 centimètres.

Poumons et *plèvre*. — Rien.

1er juillet. — Le malade a beaucoup maigri. Il est pâle et ses traits sont tirés.

8 juillet. — Etat satisfaisant.

Cœur. — Souffle systolique doux à la pointe ; dédoublement du 2e bruit.

Aorte. — 1er bruit peu intense ; 2e bruit dédoublé.

Les *urines* sont abondantes (2 litres), claires et transparentes, de densité faible (1012), ne contiennent ni sucre ni albumine et renferment 12 grammes d'urée par litre.

10 juillet. — Avant-hier, dans la nuit, après un violent orage, le malade ressentit une légère douleur dans le genou droit et, dans le courant de la nuit, le genou gauche devint, lui aussi, douloureux. Hier, ces douleurs étaient peu intenses ; mais, aujourd'hui, le malade se plaint de souffrir beaucoup, non seulement dans le genou gauche, mais encore dans la cheville gauche et dans les deux épaules, principalement à gauche. Le genou gauche est enflé ; il y a un peu de liquide dans la synoviale ; pas d'œdème ni de rougeur. Les points les plus douloureux siègent au niveau du cul-de-sac tricipital, de la synoviale et aussi au niveau de l'interligne articulaire, principalement sur les côtés.

En outre on réveille une violente douleur par la pression au niveau de l'articulation tibio-péronière supérieure. Les douleurs sont tellement vives, que le moindre attouchement arrache des cris et des larmes au malade.

Il y a un peu de liquide dans la synoviale de l'articulation tibio-tarsienne gauche, avec douleurs vives sur toute l'étendue de l'interligne articulaire. Les deux épaules et le poignet droit sont relativement moins douloureux.

Pouls. — Fort ; régulier : 120.

Urines : Très acides ; couleur rouge-acajou.
Quantité : 1 litre.
Densité : 1024.
Albumine : un peu.
Sucre : 0.
Urée : 19 gr. 25 par litre en 24 heures.

Traitement. — 6 grammes de salicylate de soude.

12 juillet. — Epistaxis. Depuis que le malade prend du salicylate (6 gr.), il souffre moins ; cependant, le matin, il éprouve des douleurs dans la hanche droite.

Il transpire abondamment après avoir pris du salicylate.

Pouls. — Régulier ; fort ; 88.

Cœur. — Battements réguliers On ne perçoit plus de souffles ni à la pointe, ni à l'aorte, ni à l'appendice xiphoïde. Le cœur est dilaté. La pointe bat dans le 5e espace, à 14 centimètres de la ligne médiane.

6 août. — Le malade sort aujourd'hui.

Etat général satisfaisant.

Cœur. — La pointe bat dans le 5e espace, à 10 centimètres de la ligne médiane.

Palpation. — Rien de particulier.

Auscultation. — Rien d'anormal. Battements réguliers, forts, sans souffles ni dédoublements.

Foie. — Rien d'anormal ; n'est pas douloureux.

Rate. — A diminué de volume ; 11 sur 17 centimètres. Elle a presque les dimensions normales.

Pouls. — 100 ; un peu faible.

OBSERVATION V

Poussée aiguë de rhumatisme chronique. — Eruption de purpura.

B... Pierre, âgé de 26 ans, valet de chambre, entre dans le service de M. Lancereaux, à l'hôpital de Notre-Dame-du-Perpétuel-Secours, le 5 juin ; sorti le 30 juillet.

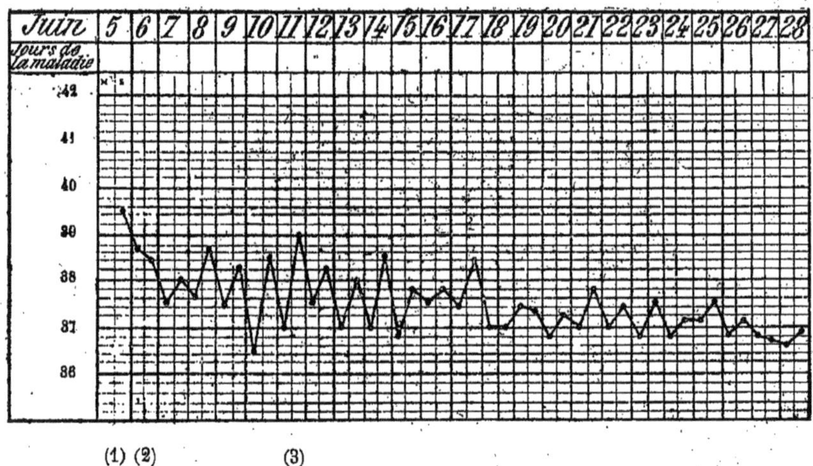

(1) (28e jour de maladie).
(2) Antipyrine 3 gr. 50
(3) Nouvelle poussée.

Antécédents héréditaires. — Père, 61 ans, bien portant, non rhumatisant. Mère, 56 ans, bien portante, n'ayant ni migraines ni rhumatismes, mais étant dyspeptique.

Antécédents personnels. — Scarlatine à 10 ans ; n'a eu ni rougeole, ni variole, ni fièvre typhoïde, ni paludisme ; pas de migraines ni épistaxis, ni hémorrhoïdes. Bref, n'a jamais été malade.

Il habite au 5e étage d'une maison saine, non humide, est valet de chambre et occupé à faire le ménage.

Le 8 mai, à la suite d'une longue course à pied, ayant très chaud, il prend pour rentrer une voiture découverte ; et, comme il faisait du vent, il eut froid.

Le lendemain, il ressentit une douleur dans le talon, le surlendemain, les deux membres inférieurs sont pris et, deux ou trois jours après, les membres snpérieurs se prennent à leur tour.

État actuel. — A son entrée à l'hôpital, il y avait déjà un mois depuis le début de sa maladie ; il a souffert dans toutes les jointures, mais prétend n'avoir remarqué, à leur niveau, ni enflure ni rougeur.

Actuellement, presque toutes les articulations sont comme raidies ; les mouvements se font avec certaine difficulté, mais ils ne provoquent pas de douleurs

Depuis hier, il souffre dans les épaules ; les mouvements du bras sont pénibles, mais la douleur qu'ils réveillent n'est pas violente.

C'est un jeune homme assez bien constitué, mais un peu pâle et amaigri ; il est couvert de sueur et la langue est blanche.

Cœur. — Normal. La pointe bat dans le 4e espace, à 8 cent. 5 de la ligne médiane. A la *palpation*, pas de frémissement.

Auscultation. — Rien d'anormal ni à la pointe ni à l'aorte. Les deux battements sont fort bien marqués.

Pouls. — 120 ; régulier, assez fort ; tension artificielle : 17.

Poumons. — Rien d'anormal.

Foie. — Uu peu abaissé ; en haut, il remonte au 4e espace ; en bas, il déborde les fausses côtes de 1 travers du doigt.

Rate. — Normale ; 10 sur 15 centimètres.

Le malade est constipé.

Urines. — N'a pas uriné depuis 24 heures ; on le sonde et on retire plus d'un litre d'urine.

Densité des urines : 1020.
Albumine : 0.
Sucre : 0

Traitement. — Lait, antipyrine, 3 grammes ; un lavement purgatif

12 juin. — L'état du malade était à peu près stationnaire, quand cette nuit, il fut repris de douleurs dans les deux bras, mais principalement à droite.

A vrai dire, les douleurs sont peu intenses ; les mouvements sont en partie possibles; pas d'œdème ni de rougeur

La pression réveille de la douleur, non pas au niveau des interlignes articulaires, mais sur les os et le long des tendons.

Les avant-bras sont fléchis à angle droit sur les bras et les poignets, en une position moyenne entre la flexion et l'extension ; les doigts sont écartés les uns des autres. Le membre se meut doucement, comme s'il était formé d'une seule pièce.

Rien à remarquer du côté des membres inférieurs, si ce n'est de la gêne aux mouvements et des osthéophytes au niveau de la tête du premier métatarsien.

Traitement. — 2 grammes d'antipyrine.

20 *juin.* — Les douleurs des bras ont disparu; mais le malade conserve une certaine gêne dans les mouvements. Il ne peut pas porter les mains sur la tête et ne peut pas boutonner sa chemise.

6 *juillet.* — L'état du malade est satisfaisant; il est moins pâle et commence à reprendre de l'embonpoint. La langue est bonne ; il y a de l'appétit.

Les douleurs ont complétement disparu ; néanmoins le malade souffre encore dans les épaules, quand il veut faire un mouvement un peu étendu. Les genoux craquent et les têtes des phalanges paraissent avoir augmenté de volume.

Cœur. — La pointe bat dans le 4e espace, à 8 cent. 8 de la ligne médiane ; pas de frémissement à la *palpation*. *A l'auscultation*, rien de particulier ; battements réguliers et normaux.

Poumons. — Rien.

Foies. — Remonte en haut au 4e espace ; et, en bas, déborde les fausses côtes de un travers de doigt.

Rate. — 10 centimètres sur 15.

15 *juillet*. — Hier soir, vers 5 heures, le malade a ressenti une sorte de brûlure, siégeant d'une façon symétrique au niveau du tiers inférieur des deux jambes, et suivie de démangeaisons insupportables, Il s'est gratté et, immédiatement après, est apparue une éruption, ressemblant à celle qu'on observe dans la rougeole, et constituée par des petites taches lenticulaires légèrement saillantes et plus ou moins confluentes, formant des plaques séparées par de la peau saine. Les petites taches avaient une couleur rouge écarlate et disparaissaient par la pression. Ce matin, toutes ces petites taches sont devenues echymotiques, de couleur rouge vineuse. Plus de brûlure ni de démangeaison.

30 *juillet*. — Avant-hier soir le malade à eu une nouvelle éruption purpurique identique à la précédente, et comme elle précédé de sensation de brûlures et de démangeaisons.

Il sort aujourd'hui guéri. Son état général est excellent. Il conserve pourtant encore une légère raideur dans les épaules.

25 *septembre*. — J'ai revu le malade qui est allé passer un mois et demi à la campagne. Il a engraissé et son facies est excellent. Il se plaint encore d'une certaine lourdeur et gêne dans

les mouvements des épaules, et cela surtout quand le temps est humide.

Il faut savoir que le diagnostic ne s'impose pas toujours, pour ainsi dire, comme chez nos trois premiers malades ; il est des cas bien autrement embarrassants et qui ne peuvent être tranchés à première vue comme nous allons le voir dans les observations n° 4 et n° 5 où nous avons affaire à deux jeunes gens : l'un en pleine période d'accroissement, l'autre venant de terminer cette période. Leurs antécédents héréditaires pas plus que leurs antécédents personnels ne nous mettent sur la voie du diagnostic, car ni leurs parents (sauf la mère du n° 5 qui est dyspeptique) ni eux-mêmes n'accusent aucun des symptômes de l'herpétisme.

Tous deux nous présentent une température élevée, dépassant 39°, des sueurs profuses, un teint pâle, un amaigrissement très notable, un pouls fréquent : 120 pulsations chez l'un, 126 chez l'autre.

La profession des malades peut toutefois nous être de quelque utilité : le n° 4, garçon marchand de vin, travaillant dans une cave et un rez-de chaussée plus ou moins humides, était dans les conditions où apparaît le plus souvent le rhumatisme articulaire aigu. Le malade n° 5 étant valet de chambre n'habitait pas un endroit humide et n'était privé ni d'air, ni de soleil. Le début de la maladie ne peut, de même que les antécédents, nous mettre sur la voie du diagnostic, car le rhumatisme articulaire aigu frappe aussi bien les individus en pleine santé dont le corps couvert de sueur, est exposé au froid, que ceux qui ont séjourné dans des lieux humides. La douleur pourtant est plus vive chez le n° 4 que chez le n° 5 où elle présente les caractères que l'on observe dans le rhumatisme chronique.

Les urines ne peuvent nous être bien utiles car, si le malade nous présente de l'albumine et de l'urée en excès, signes que nous n'avons pas chez le n° 5, il faut remarquer que celui-ci est malade depuis un mois et que l'albumine, comme l'urée, se voient surtout au début de la maladie.

Or, à part ces deux indications : la profession et la plus ou moins grande acuité de la douleur, nous n'avions aucun signe qui pût nous permettre le diagnostic différentiel. Comme nous venons de le voir, à première vue tout nous portait à considérer ces deux malades comme faisant du rhumatisme articulaire aigu.

Notre ami, M. Paulesco, dont l'attention est depuis un certain temps portée sur l'état de la rate dans les diverses maladies, a remarqué que, dans la fièvre rhumatismale comme dans toutes les pyrexies, cet organe est augmenté de volume, tandis qu'il conserve ses dimensions normales dans le rhumatisme chronique.

Ayant constaté chez le malade n° 4 une augmentation notable du volume de la rate qui mesurait 13 centimètres sur 20 alors que cet organe était normal, (10 cent. sur 15) chez le n° 5, il n'hésita pas à présenter à son chef M. Lancereaux, qui lui donna raison, le premier de ces malades comme étant atteint de fièvre rhumatismale, et le deuxième comme faisant une poussée aiguë de rhumatisme chronique.

Les faits du reste vinrent confirmer ce diagnostic, car tandis que le n° 4 fit, au bout de quelques jours, de la péricardite puis de l'endocardite, le n° 5 lui, présenta au bout d'un certain temps, une gêne considérable dans les mouvements ainsi que des craquements articulaires.

A sa sortie de l'hôpital le n° 4 remuait librement les membres, le n° 5 éprouvait toujours une certaine raideur dans les articulations. Après avoir passé un mois et demi à la campagne, le malade n° 5, revenu dans le service, se plaint encore de lourdeur et de gêne dans les épaules, surtout quand il fait humide.

Nous pensons que l'examen de la rate, rarement fait dans le rhumatisme, autant que nous le sachions, joint aux signes précédemment indiqués, permettra de dire dans les cas difficiles s'il s'agit de rhumatisme articulaire aigu ou de poussées aiguës de rhumatisme chronique.

CONCLUSIONS

De ce qui précède, il résulte que pour diagnostiquer le rhumatisme aigu des poussées aiguës de rhumatisme chronique il faut ne pas perdre de vue :

1° Que la première de ces affections étant une maladie infectieuse, présentera, réunis ou séparés, les symptômes des infections : fièvre élevée précédée de prodromes, fluxions articulaires à caractères particuliers, endocardite, péricardite, pleurésie et surtout hypermégalie splénique, albuminurie, etc.

2° Que le rhumatisme chronique n'étant qu'un syndrome de l'herpétisme, maladie essentiellement nerveuse, ne présente aucun des signes précédément énumérés ou du moins avec les mêmes caractères ; que par contre, on y trouvera, comme dans la plupart des névropathies, des troubles trophiques et l'influence manifeste de l'hérédité.

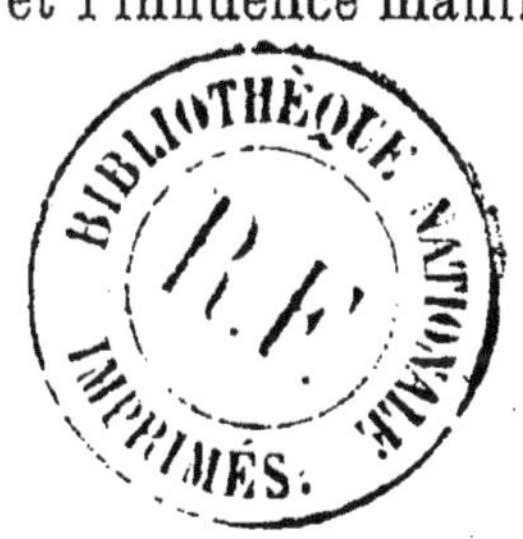

BIBLIOGRAPHIE

ACHALME. Examen bactériologique d'un cas de rhumatisme articulaire aigu, etc. *Comptes rendus des séances de la Société de biologie*, séance du 25 juillet 1891 (note présentée par M. Troisier).

BAILLIE. The morbid anatomy, of etc. London, J. Johson 1797.

G. BALLIONIUS. (Baillou) 1635. De rhumatismo et pleuritide dorsali. Op. Omn., Genevae, 1762, t. IV, p. 313.

BARTHEZ. Traité des maladies goutteuees, 2 vol. Paris, Detterville, 1802.

BONNET, de Lyon. Traité des maladies des articulations, 1845.

BOUCHARD. Maladies par ralentissement de la nutrition, édition 1890.

BOUCHARD et CHARRIN. Arthropathies, (rhumatisme subaigu, chronique). *Association française pour l'avancement des sciences. Session de Marseille*. Séance du 18 septembre. 1891.

BOUILLAUD. Traité clinique du rhumatisme aigu, etc. Paris 1840.

BESNIER. Art. « Rhumatisme » *Dict. Ency. des Sc. Méd.* 1876. 3e série, p. 446.

BOURCY. Des déterminations articulaires des maladies infectieuses. *Thèse* Paris, 1883.

BUCQUOY. Étiologie du rhumatisme. *Gaz. des hôp*. 1881, p. 810.

CHARCOT. Étude pour servir à l'histoire de l'affection, etc. *Thèse* Paris, 1853.

CHARCOT. Leçons cliniques sur les maladies des vieillards, t. VII. de ses œuvres complètes, p. 166. Paris, 1890.

Charrin. Le rhumatisme chronique et l'infection. *Association française pour l'avancement des sciences* Caen Août. 1895.

Charrin. Rhumatisme, cardiopathies, obésité. *Bulletin méd.* 24 novembre 1895.

Chauffard. Rhumatisme aiguë et pseudo-rhumatisme infectieux, *in Bull. méd.* 1894, p. 635.

P. Chéron. De l'albuminurie dans le rhumatisme articulaire aigu, etc.

Cornil. De l'arthritis et des arthritides, *in Archiv. gén. de méd.* 5e série, t. XIX, p. 722, 1869.

Cornil. Mémoire sur la coïncidence du rhumatisme chronique. *In Mémoires de la société de biologie*, t. IV, 4e série, 1863.

Cousin. De quelques symptômes communs au rhumatisme chronique et aux affections nerveuses. *Thèse* Paris, 1890.

Chouppe. Pathogénie et nature du rhumatisme articulaire aiguë. *Bull. méd.* 5 novembre 1893.

Crèvecœur. Sur la pathogénie du rhumatisme chronique. *Thèse* Paris, 1898.

Dalton. Etiologie de la fièvre rhumatismale. *Brit. Med. Journ.* 1er mars 1890, p. 472.

Daubon. Contribution à l'étiologie du rhumatisme chronique etc. *Thèse* Paris, 1895.

Debove. Note sur les atrophies musculaires d'origine articulaires. *Progrès médical* du 11 décembre 1880, p. 1011.

D'Hotel. Sur les troubles trophiques de la peau, etc. *Thèse* Paris, 1890.

Delarrat. Le rhumatisme articulaire chronique etc. *Thèse* Paris, 1896.

Deville et Broca, voir la discussion de l'arthrite sèche : *Société anatomique* 1847, t. XXII, p. 272 1847, t. XXIII, p. 141 1848, et t. XXV, p. 44, 48, 88, 91, 239, 298, 1850.

DREYFUS-BRISSAC. De l'arthritisme accidentel. *Sem. méd.* 3 juillet 1895.

DURAND-FARDEL. Caractère nosologique du rhumatisme articulaire aigu *in. Progrès. méd. juin 1879.*

EDLEFSEN. Zur Statistik und Aetiologie des acuten Gelenkrh. *Verhand des Congr. f. innere Méd.* 1885, IV, p. 323.

FELTKAMP. Rheumatismus artic. acutus Weckblad 1887 6 août p. 141.

FRIEDLAENDER. Ueber Rheumatismus. *Verhand des Congr. f. innere. Méd.* Wiesbad 1885, IV, p. 403.

FERNET Ch. Du rhumatisme aigu et de ses diverses manifestations. *Thèse* Paris 1865.

FOLLI. Anatomie pathologique et pathogénie etc. *Policlinico* 1er décembre 1894.

GARROD. Traité du rhumatisme et de l'arthrite rhumatoïde. Trad. du docteur Brachet 1891.

GRASSET. Nature du rhumatisme aigu *Montpellier. médical.* 33. p. 645.

HANOT. Considérations générales sur le rhumathisme articulaire aigu. *Presse. méd.* 1894. 171. Endocardite rhumatismale. *Archiv. gén. de méd.* juin 1891.

HAYGARTH. A Clinical history of the nodosity of the joints. London, Cadell et Davies, 1805.

HAYEM. Du diagnostic du rhumatisme au moyen de l'examen du sang. *Soc. méd. des hôpitaux*, 22 janvier 1886, p. 540.

HEBERDEN. Commentaries on the history and cure of diseases. Loudon, E. Payne, 1802.

HIRSCH. Les nouveautés sur le rhumatisme *Deutsch. méd Woch.* n° 18. 1889, p. 356.

HOBBS. Rhumatisme aigu, complications cardiaques, etc. *Journ. méd.* Bordeaux 28 janvier 1894.

HOMOLLE. art « Rhumatisme » *in Nouveau dictionnaire de méd. et de chirur. pratique.* p. 548.

JACCOUD. Du rhumatisme articulaire aigu, malad. générale infectieuse. *Gaz. des Hôpitaux*, Paris, 1888, LXI, p, 881.

JACCOUD. Clin. méd. de la Charité, XXIIIe leçon, 1867.

JACCOUD. Traité de path. interne, t. II, p. 518.

JOFFROY. Traitement de certaines atrophies par l'électricité. *Archiv. gen. de med.* Nov. 1881, p. 598.

KLEBS. *Arch. f. expériment. Patholog. 1875*, Bd IV, p. 409 1878 et Bd IX, p. 52.

KLIPPEL. *Bulletin de la Société anatomique*, 1888, p. 37.

LABOULBÈNE. Du liquide renfermé dans l'articulation du genou, etc. *Bull. de l'Acad. de méd.*, juillet 1872.

LABOULBÈNE. Des névralgies viscérales; *Thèse* d'ag. Paris, 1860.

LANCEREAUX. Atlas d'anatomie pathologique, Paris, 1871.

LANCEREAUX. Traité de l'herpétisme, 1883.

LANCEREAUX. Traité d'anat. path. T. II, 1881, p. 733. T. III, 1889, p. 201.

LANCEREAUX. Leçons de clinique médicale, Paris, 1892.

LANDRÉ-BEAUVAIS. Doit-on admettre une nouvelle espèce de goutte (goutte asthénique primitive)? *Thèse* Paris 1800.

LASÈGUE. Du rhumatisme, p. 660.

LASÈGUE. *Archiv. gen. de med.*, août 1850.

LEGENDRE. Art. rhumatisme chronique dans *Traité de méd.* de Charcot-Bouchard.

G. LION. Essais sur la nature des endocardites infectieuses, Thèse, Paris, 1890.

LUCATELLO. Étiologie du rhumatisme. Congr. de med. italienne. *Semaine med.* 12 nov. 1893.

MACLAGAN. Rheumatism its Nature, 1881.

MANTLE. The Etiology of Rheumatism considéred from a bacterial paint of view 1886, and *Brit med. J.* London 1887, I. p. 1381.

MARFAN. Du rhum. aigu chez les enfants. *Journal des praticiens* 13.

MARFAN. *Journal de clinique et thérapeutique infantile,* 11 avril 1895, p. 285

P. MARIE. Leçons de clinique méd 1896.

MOLLARD. Parallèle entre la fièvre rhumatismale et le rhumatisme chronipue. *Thèse* Paris 1890.

MUSSALONGO. Contributo alla fisio-pathologia del rheumatismo etc. *Riforma médica* 18 avril 1893, p. 159.

OLLIVIER et RANVIER. Contribution à l'étude histologique etc. in *compte rendu des séances et des mémoires de la Société de biologie,* Paris 1865.

OETTINGER. Art. rhumatisme aigu dans *Traité de méd.* de Charcot et Bouchard

OETTINGER. Thérapeutique du rhumatisme et de la goutte, Paris 1896.

PAGNIER . Essai sur l'étiologie du rhumatiume articulaire aigu. *Thèse* Paris 1886.

PETRONE. Sulla natura del reumatismo articulare, etc. *Gaz. Med. ital.* Lomb. Milano 1886, p. 213.

PITRES et VAILLARD. Névrites périphériques dans le rhumat. chronique. *Revue de méd.* 1887, p. 456.

POCOCK. Case of acute rheum, in a Newly-born Infant, *Lancet* 1882, II, p. 804.

POTAIN. Etiologie du rhumatisme. Clinique de la Charité, *in Semaine méd.* 1891, p. 209.

RAYMOND, Pathogénie des atrophies musculaires. *Rev. de méd.* 10 mai 1890.

REGIMBEAU et VEDEL Rhumatisme chronique fibreux. *Montpellier médical.* 18, p. 348, 1892. 24, p. 463.

SACAZE. Rôle des staphylocoques dans l'étiologie du rhumatisme aigu. *Archiv. gen. de med.* nov. 1894

SAHLI. Zur Aetiologie der akuten Gelenkrhumatismus. *Deutsch Archiv. f. klin med.* LI. p. 351, 1893.

L. de Saint-Germain. Etude clinique et expérimentale sur la pathogénie du rhumatisme articulaire aigu. *Thèse* Paris, 1893.

Schaefer. Ein Fall von acutem Gelenkrheumatismus bei einer Mutter und deren neugeborenem Kinde. *Berlin. Klin. Woch.* 1886. XXXIII, p. 79.

Mlle Selacowitsch. Accidents du rhumatisme chronique consécutifs au rhumatisme articulaire aigu. *Thèse* Paris 1896.

Senator Wirchow's Archiv. 1878, Bd LXX. Pathol. und therap. de Ziemssen vol. XIII, p. 62.

Max Schueller. Recherches sur l'étiologie du rhumatisme chronique. *Berlin. klin. Wochen*, n° 36, p. 865, 4 septembre 1893.

Trastaur. Du rhumatisme goutteux chez la femme, *Thèse* Paris 1853.

Triboulet. *Revue des maladies de l'enfance*, décembre 1891 et *Revue de méd.* 1892.

Varrentrapp. Iahresb. ü. d. Verwalt. d. Med. Wes. Krankenanst... d. Stadt Frankf. (1865) 1868, IX, p. 65.

Vergeley. Anatomie pathologique du rhumatisme articulaire. Thèse Paris 1866.

Vidal *Thèse* de Paris 1855.

Waibel. Recherche étiologique sur le rhumatisme articulaire *Munschen. med. Woch.* Woch. 3 février 1891.

L. Weber. Nervans origin of chronic articular rhumatism. *Med. News*, 17 novembre 1883.

Widal. Art. rhumatisme aigu dans *Traité de med. et therapeut.* de Brouardel, Gilbert, Girode.

Wilson. On a case of rheumatic pericarditis a microbacillus was found. *Edimb. med. journal* 1885, XXX p. 1105, and 1886, XXXI, p. 924.

Wolf. Discussion à la Société de med. interne *Berlin. klin. Woch.* n° 5, 4 février 1895, p. 109.

TABLE DES MATIÈRES

Préface 5
Avant-propos 7
Historique 8
Introduction 33
Etude comparative 36
Rhumatisme articulaire aigu 42
Rhumatisme chronique 52
Discussion 76
Conclusions 97
Bibliographie 98

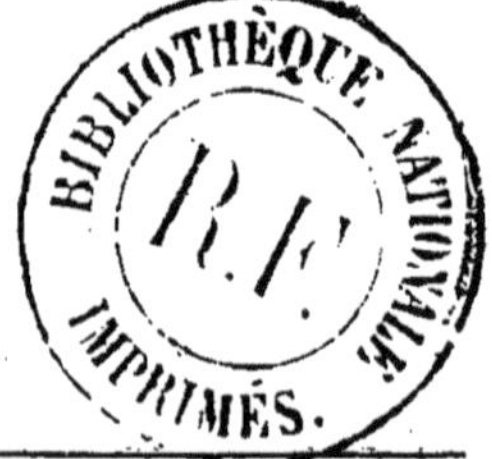

Orléans. — Imp. G. MORAND, 47, rue Bannier.

DÉFENSE

DU

FOURIÉRISME.

Réponse à MM. Proudhon, Lamennais, Reybaud, Louis Blanc, etc.

PREMIER MÉMOIRE.

RÉFUTATION DE L'ÉGALITÉ ABSOLUE.
SOLUTION DES PROBLÈMES DU PAUPÉRISME;
DE LA RICHESSE GÉNÉRALE ET DU TRAVAIL
PAR LA THÉORIE DE FOURIER.

C'est du choc des opinions rivales
que jaillit la lumière......

SE VEND
CHEZ LES MARCHANDS DE NOUVEAUTÉS.

1841

PARIS, IMP. DE MOQUET ET COMP, RUE DE LA HARPE, 90.

DÉFENSE

DU

FOURIÉRISME.

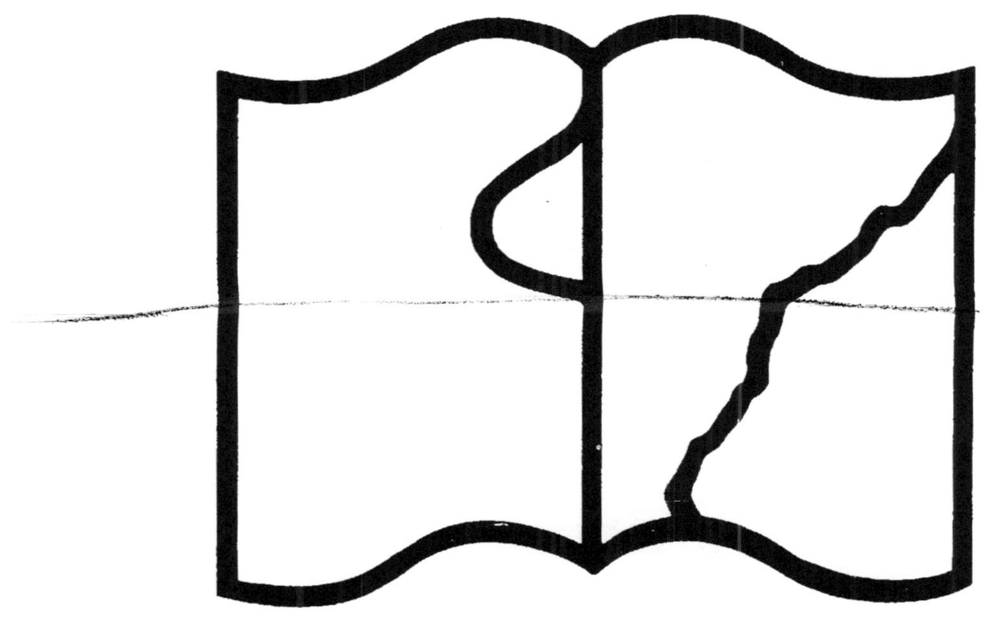

Symbole applicable
pour tout, ou partie
des documents microfilmés

Texte détérioré — reliure défectueuse

NF Z 43-120-11

sément les gens instruits, et dont le goût est cultivé, qui désavoûraient le plus hautement ces doctrines. L'auteur, afin d'assurer la réalisation de ses principes économiques, n'aurait plus qu'une chose à changer, savoir : la nature humaine.

« Jusqu'ici, dit l'auteur, j'ai donné la raison négative de l'égalité des salaires entre toutes les capacités ; je vais maintenant en donner la raison directe et positive. »

Alors commence une longue analyse de quelques passages de B. Say sur les frais plus grands qu'entraîne l'acquisition des connaissances nécessaires aux professions libérales. *La société fait plus pour l'éducation de cet ordre de fonctionnaires, donc ils lui doivent plus.* On le voit, c'est toujours le même sophisme. L'auteur veut absolument discuter l'inégalité des fonctions quand il s'agit de celle des capacités. Voici, du reste, en quels termes il résume toute sa polémique contre l'économiste.

« De même que la création de tout instrument de production est le résultat d'une force collective, de même aussi le talent et la sience dans un homme sont le produit de l'intelligence universelle et d'une science générale, lentement accumulée

par une multitude de maîtres, et moyennant le secours d'une multitude d'industries inférieures. »

L'auteur confond deux choses fort distinctes, la capacité naturelle, et le talent acquis. La faculté supérieure qui place un homme au-dessus des autres, est avant tout un don de Dieu, dont la production n'a rien coûté à la société. Il ne faut pas plus de dépenses pour former un Dupuytren que pour former le plus obscur docteur de la faculté; pas plus pour un Mozart que pour un ménétrier de village, et souvent moins. Ainsi en est-il pour les supériorités de tout genre. Ces vérités nous paraissent palpables.

Il semblerait, à entendre l'auteur, que c'est par une sorte de tolérance de la part de la société, qu'il est permis aux supériorités dans les arts de se développer et de s'affranchir de la tâche commune.

« On raconte, dit-il, qu'une célèbre cantatrice ayant demandé à l'impératrice de Russie Catherine 1,120,000 roubles. C'est plus que je donne à mes feld-Maréchaux, dit Catherine. — Votre majesté, répliqua l'autre, n'a qu'à faire chanter ses feld-maréchaux. »

« Si la France, plus puissante que Catherine II

disait à Rachel : Vous jouerez pour 100 louis, ou vous filerez du coton ; à Duprez : Vous chanterez pour 2,400 fr., ou vous irez à la vigne ; pense-t-on que la tragédienne Rachel et le chanteur Duprez abandonnassent le théâtre ? ils s'en repentiraient les premiers. »

Bien décidément la société se résume pour l'auteur, dans une ferme et une filature. Je demanderai néanmoins la permission de lui faire ici deux questions : 1° Pense-t-il qu'il serait juste de mettre Rachel au taux de la dernière figurante de théâtre ? et c'est là la conséquence forcée de sa doctrine ; 2° le talent de cette jeune actrice, grande tragédienne à dix-huit ans, lui paraît-il *un capital accumulé aux dépens de la société*.

Les idées que j'examine sont fausses à tant de titres, qu'on ne sait en vérité à quel genre de réfutation donner la préférence.

Et d'abord, l'auteur pose face à face la société et l'artiste, comme il ferait de deux hommes. Pour que l'exemple eût l'ombre de raison, il faudrait que le corps social tout entier n'eût qu'une seule manière de sentir et d'apprécier ; que chacun aimât et goutât les mêmes choses et au même degré. Quoi de plus radicalement faux, dans les

questions d'art surtout ! Et l'auteur dira-t-il que cette variété de jugement et de sensation ne constitue qu'une valeur d'opinion mensongère ? ne voit-il pas au contraire qu'elle émane de la nature même de l'ame humaine dans laquelle Dieu a placé une sympathie irrésistible pour le beau, et une diversité d'appréciation qui en multiplie la jouissance ?

Mais si, par impossible, la France unanime sur ce point adressait aux grands artistes le langage qu'indiquait l'auteur, elle ne ferait autre chose qu'un acte de stupidité dont elle serait la première punie.

L'auteur pense que l'*admiration peut et doit seule payer les supériorités sociales*. Eh, mon Dieu, ôtez du cœur de l'homme l'ambition et le désir insatiable des jouissances et vous pourrez tout; sinon, comment empêcherez-vous l'homme de talent de faire de son talent même un instrument de spéculation personnelle?

Ceci me conduit à une observation générale qui terminera cette longue et fastidieuse discussion.

L'homme supérieur pourra toujours s'imposer, cela résulte forcément de sa supériorité même; or, comment le pouvant, ne le voudrait-il pas ?....

J'abandonne au lecteur le soin de tirer de tout

ce qui précède une conclusion générale sur l'ensemble des opinions de l'auteur; et je me borne, moi, à en proclamer, avec plus d'assurance et de conviction, la profonde vérité de l'axiôme sociétaire.

A chacun selon son capital, son travail et son talent.

Mais ici se présente la question pratique de la distribution des produits, la pierre d'achoppement de tous les apôtres de l'association et de la communauté, et sur la solution de laquelle l'auteur élève de graves difficultés dans son premier mémoire.

Fourier en a posé ainsi les termes généraux :

au travail, 5 douzièmes
au talent, 4 —
au capital, 3 —

on voit d'un coup d'œil tout ce que renferme de moral et d'humanitaire cette simple formule. Le *travail* y obtient la plus large part; le travail, l'élément constitutif de la société, la propriété de tous : puis le *talent*, destiné à devenir aussi la propriété de tous par les bienfaits d'une éducation gratuite et complète, et par une organisation nouvelle des fonctions sociales; enfin le *capital*

représentant le travail passé et ses droits inaliénables.

Mais, comment appliquer aux individus ces principes généraux? comment réaliser dans le détail cette utopie de chiffres?

Quant au *capital* et au *travail*, rien n'est plus aisé; le titre des actions sur le fonds social, d'une part, et la durée des séances laborieuses, de l'autre, offrent une base de calcul sûre et facile. Pour ce qui regarde le *talent*, il y a difficulté réelle; disons-le, difficulté insoluble partout ailleurs que dans le phalanstère.

Pourra-t-on en effet, et c'est là l'objection de l'auteur, établir la *métrique des capacités* et partant des récompenses?... pourra-t-on déterminer équitablement les degrés de cette hiérarchie des intelligences qui se manifeste avec des caractères si mobiles et si variés partout où s'exerce l'activité de l'esprit humain.

Remarquons d'abord qu'il s'agit ici moins de l'appréciation psychologique des capacités, que des produits de ces capacités par rapport à l'intérêt public; ce n'est pas le talent qu'il faut juger, ce sont les œuvres : *à fructibus eorum, cognoscetis eos.*

Dans l'infinie variété des fonctions intellectuelles et physiques, dont se compose la vie sociale, toute supériorité naturelle ou acquise se traduit sensiblement par un fait appréciable à un plus ou moins grand nombre d'hommes (et ce nombre sera en rapport avec le caractère d'utilité plus ou moins général du produit pour la société). Or, sans contestation, ces juges légitimes du talent, qui seront-ils, sinon ceux-mêmes, qui, doués d'une aptitude semblable quoiqu'à des degrés différents, connaissent par science et par pratique la limite précise qui sépare l'ordinaire de l'excellent; qui savent déterminer nettement la part des difficultés vaincues, de l'énergie de la volonté et des dispositions naturelles ?

Mais si nous introduisons cette donnée si simple et si vraie dans une organisation sociale, où tous les hommes se trouveront, selon la nature et la variété de leurs aptitudes et de leurs instincts, affiliés à des groupes de travailleurs unis du double lien de la sympathie et de *l'intérêt;* si nous observons surtout que chacun, grâce à la variété même de ses facultés, appartiendra à la fois à plusieurs groupes, ouvrier vulgaire dans l'un, le premier dans un autre : nous comprendrons sur-le-

champ quelle garantie de lumières, d'indépendance et d'équité, offrira à chacun et à la société le mode de l'élection et du suffrage, appliqué à l'appréciation des œuvres et à la formation de la hiérarchie sociale.

Le réformateur a donc véritablement résolu le point difficile et capital de la question, en établissant que le principe de l'élection, introduit dans chaque spécialité, donnerait le moyen le plus sûr de reconnaître et de récompenser équitablement le talent individuel *.

Ajoutons qu'il y a de grands et nombreux travaux qui ne peuvent être estimés à la durée du labeur ou à la quantité du produit : telles sont les

* L'auteur, dans une note où il ajoute la raillerie à la critique, prétend que le *système de l'élection est une imitation du régime constitutionnel*. Il y a peu de logique et de vérité dans cette insinuation. Disons, au contraire, que le gouvernement constitutionnel, fusion des trois principes, monarchique, aristocratique et démocratique, a emprunté, à la démocratie, le mode du vote et de l'élection qui en est l'élément constitutif. — Que réclament les démocrates de tous les temps ? — Le vote universel. — Quel est le rouage unique qu'ils veulent introduire dans toutes les parties du mécanisme gouvernemental ? — L'élection.

recherches scientifiques, les études d'art et de littérature, etc. C'est encore sur les membres de l'association que l'attrait, c'est-à-dire la vocation, portera à ces genres d'occupations, et que les suffrages de leurs concitoyens encourageront à s'y dévouer, que tombera cette portion du dividende social affecté au *talent;* mais là aussi l'opinion publique doit être le seul juge légitime des questions de rang et de chiffres. Ajoutons, enfin, pour embrasser tous les éléments principaux de la solution du problème, que dans l'organisation fouriériste les travaux de tout ordre devenus, par le fait même de l'association, fonctions publiques, forment trois catégories distinctes, établissant, entre les fonctions, des degrés différents de récompenses et d'honneur, savoir : *travaux nécessaires, travaux utiles et travaux agréables.* Cette seule classification porte déjà en elle-même un élément à la fois neuf, vrai et éminemment pratique de la répartition des produits.

Je me bornerai à ces indications sommaires sur un sujet qui appellerait d'immenses développements ; j'ai voulu seulement faire entrevoir que la doctrine sociétaire renferme des moyens particuliers de féconder et d'appliquer l'axiome fonda-

Enfin, avant de passer outre, et au risque de paraître à quelques uns, chicaner sur les mots, je dirai de plus que l'association au triple titre de *capital, travail* et *talent*, malgré son incontestable supériorité sur toutes celles qui ont été formulées jusqu'à ce jour, n'est pas encore *la pensée même*, la pensée génératrice du phalanstère. Non, ce n'est pas dans les éléments en quelque sorte extérieurs de la sociabilité humaine, que Fourier a cherché le point de départ, le moteur premier de tout le mouvement social; au fond du cœur même de l'individu est placé le vrai ressort de son activité, je veux dire l'attrait, la passion. C'est par la découverte de la grande loi de l'attraction passionnelle sans laquelle toute association, tout mouvement régulier est impossible, découverte dont Fourier revendique toute la gloire, c'est, dis-je, par l'actraction passionnelle que les hommes pourront faire converger vers l'unité les efforts et les intérêts individuels: car combiner les capitaux, le travail et même le talent était peu de chose si on laissait vivre sur soi-même comme par le passé, ou plutôt si on ne maîtrisait pas, l'éternel brandon de discorde de *l'individualisme*; si l'on ne faisait de l'égoïsme, ce dissolvant de tou-

tes les sociétés passées et présentes, l'instrument même de l'union, le ciment du nouvel édifice.

Ainsi, c'est dans ce que l'auteur nomme *quelques embellissements particuliers*, dans ce qu'il regarde comme des *accessoires*, qu'il faut chercher la base de l'édifice fouriériste, et je le déclare, en dépit de ses opinions sur la propriété, la base de toute société. Je m'étonne qu'il ne s'en soit pas aperçu :

« Mais il est clair, continue-t-il, que si l'inégalité des conditions est un des attributs de la propriété, elle n'est pas toute la propriété. Ce qui rend la propriété chose *délectable*, comme disait je ne sais plus quel philosophe, c'est la faculté de disposer à volonté non seulement de la valeur de son bien, mais encore de sa nature spécifique ; de l'exploiter à son plaisir, de s'y retrancher et de s'y clore, d'en excommunier les humains, comme dirait M. P. Leroux ; en un mot, d'en faire tel usage que la passion, l'intérêt, le caprice même, suggèrent. »

A en juger par la complaisance avec laquelle l'auteur développe cette objection, par l'insistance qu'il apporte à la reproduire souvent, il semblerait que c'est là son principal argument contre le fouriérisme; cependant il est plus spécieux

que solide. J'observerai, avant de répondre que c'est au nom des doctrines et des intérêts de la propriété, que l'adversaire le plus radical, le plus acharné de la propriété, qui se soit jamais vu, attaque *l'association;* il se fait l'avocat non seulement des droits positifs, mais encore des caprices des propriétaires, lui, leur fougueux ennemi, pour accabler plus sûrement un système qui proclame avant tout, le respect de la propriété : je signale aux honnêtes gens tout ce qu'il y a de *moral* et de *logique* dans cette manière d'argumenter.....

Mais pour répondre à l'attaque en elle-même; est-il bien vrai que le plaisir le plus doux de la propriété est de pouvoir disposer à fantaisie non pas du *rapport* non pas du *titre* même, mais de la nature spécifique, de la propriété; de pouvoir, s'y retrancher et s'y clore etc.... Je ne sais.... Il me semblerait plutôt, si j'en juge par les données du bon sens, que le plaisir, sinon le plus *doux*, du moins le plus *réel*, le plus *positif* de la propriété, consiste dans la certitude de la possession, et surtout *dans le meilleur rapport possible de ladite propriété.* Quel est l'homme de sens qui, placé dans l'alternative de retirer de sa propriété un profit double, en en partageant l'exploitation

avec des mains sûres et habiles, préférerait se priver d'une partie de son revenu pour caresser sa manie administrative ? Or, il est incontestable que le premier avantage de l'association, envisagée même en dehors des moyens imaginés par Fourier, sera de *doubler* au moins les produits de toute nature, tout en diminuant les fatigues et les frais de l'exploitation; il est, je crois, surabondant de démontrer ce résultat, que les plus simples notions d'économie politique rendent évident. Donc, les frais et les fatigues de l'exploitation diminuant, et les produits s'accroissant, l'avantage absolu du propriétaire ressortira de la communauté même de l'exploitation; je vais plus loin. Si, par impossible, cet égoïsme de propriété était si inconséquent et si jaloux qu'il ne pût céder à la considération de l'intérêt positif, qui, vous le savez, est bien la voix la plus forte qui parle au cœur de l'homme dans les questions matérielles; si les jouissances de la possession exclusive ne pouvaient être compensées par le plaisir si doux de se sentir nécessaire au bonheur de ses semblables, et de recueillir des bénédictions en place de l'envie, de la haine, qui grondent à la porte du riche (et je tiens cette considération pour décisive); si, dis-je, il faut abso-

lument donner une proie à cette fureur d'administrer, eh bien! Fourier trouvera moyen d'utiliser pour le bien public cet élément passionnel, de lui fournir même un aliment plus vaste dans la gestion de la propriété sociale. Par une déduction naturelle de l'axiôme fondamental : *les attractions sont proportionnelles aux destinées*, là où il y aura puissant attrait pour le maniement et la gestion de la propriété, il y a, aux yeux de Fourier, révélation d'une vocation administrative. Que si vous prétendez n'avoir en vue qu'une certaine manie de propriétaire, qui consisterait à ne vouloir supporter d'autre règle que le caprice; qui ne serait *maître chez lui* qu'au prix de l'isolement et de la sauvagerie, c'est là une misérable considération indigne d'un homme qui rêve le bonheur de l'humanité par l'union des forces et des sentiments; et j'ajoute qu'une telle disposition, résultat évident d'une société d'antagonisme et d'hypocrisie, et où la prospérité de l'un entraîne la ruine de l'autre, ne saurait exister dans un milieu harmonique, où l'homme trouverait jouissance et profit dans la *communion* de ses semblables. Ce qu'il peut y avoir enfin d'inné dans cette fantaisie, bien que je sois loin de l'admettre, trouvera une compensation

surabondante dans les intrigues multipliées qui naîtront incessamment du *mode sériaire*, appliqué à tous les travaux de la vie. L'objection me paraît donc posée sur un sophisme; l'auteur prend l'accessoire pour le principal, un caprice, pour un besoin fondamental; et ne voit pas que ce caprice lui-même est moins une tendance naturelle que *l'effet* d'un certain état social. Toutefois il ajoute : « Qu'est-ce qu'une jouissance en numéraire, une action sur une entreprise agricole ou industrielle, un coupon de grand livre, à côté du charme infini d'être maître dans sa maison et dans son champ, sous sa vigne et sous son figuier ? Beati possidentes ! dit un auteur cité par M. Troplong: en bonne foi, cela peut-il s'appliquer au rentier, qui n'a d'autre possession sous le soleil que le marché, et dans sa poche son argent ? autant vaudrait soutenir qu'une auge est un parc ! »

Il est constant néanmoins que la majorité des fortunes aujourd'hui sont engagées par des spéculations de toute nature, représentées par des actions ou des inscriptions sur l'état. C'est même après cette vie de rentiers que soupirent tous ceux qui passent leur vie dans les agitations et les fatigues du commerce et de l'industrie. Et je doute,

malgré tout le charme qu'il y a réellement à *se reposer dans sa vigne et sous son figuier*, que beaucoup de propriétaires préférassent ce charme à celui de doubler leur revenu en convertissant leur fortune en actions et en rentes, si ce genre de placement offrait autant de garantie que la propriété foncière. Du moins m'accordera-t-on, je pense, que ce ne seront pas les petits propriétaires qui préféreront les chances du caprice à la certitude d'un accroissement de fortune. Quant aux grands propriétaires, si les avantages positifs de l'exploitation commune, si le cercle immense ouvert par Fourier, à l'activité individuelle sous quelque forme qu'elle se manifeste, ne suffisent pas encore pour compenser les douceurs de la possession exclusive, qui les empêchera de ne placer qu'une partie de leur fortune dans la commandite phalanstérienne, comme ils en usent aujourd'hui à l'égard des chemins de fer, des mines ou des manufactures, et d'acquérir avec le reste, hors des limites du territoire de la phalange, c'est-à-dire à une demi-lieue de leur résidence habituelle, des châteaux, domaines ou chaumières, d'y planter des figuiers et des vignes; de s'y retrancher et de s'y clore, et d'y savourer à longs traits l'égoïsme de la

propriété et de l'isolement, et avec d'autant plus de sécurité que le placement du reste de leur fortune sera pour eux une ressource plus assurée. Si enfin en désespoir de cause, l'auteur prétend que je prends ici un moyen de défense hors de ma cause, et que je dois supposer tous les phalanstères contigus et ne laissant aucun terrain à la merci de la possession individuelle, je répondrai, pour étouffer l'objection jusque dans la gorge de mon adversaire, qu'il ne s'agit pas pour nous dans ce moment de convertir immédiatement tout le territoire de la France en communes sociétaires, mais d'en fonder une première. Or, l'imitation libre étant le seul moyen de conquête dont le fouriérisme reconnaisse la légitimité, il est bien évident que le jour où les phalanstères seront assez contigus pour comprimer tout essor de la propriété morcelée, le triomphe de la doctrine sera depuis longtemps proclamé, et les objections réduites au néant par le fait même. Jusque-là ma réponse conserve toute sa force.

Enfin, l'auteur ajoute en forme de péroraison : « Plaisant projet de réforme ! on ne cesse de déclamer contre la soif de l'or et contre l'individualisme croissant du siècle, et par la plus inconcevable

contradiction, on s'apprête à transformer toutes les propriété en une seule, la propriété des écus ! »

Ce n'est assurément pas contre le Fouriérisme qu'est dirigée cette ironique invective, cette doctrine étant si loin de prêcher le détachement des richesses et l'amour de la pauvreté, qu'elle regarde au contraire celle-ci comme l'une des principales causes des crimes et des malheurs de ce monde, et qu'elle prétend accroître incessamment le chiffre des fortunes même les plus considérables.

Passons-donc :

« Je dois quelque chose de plus à une théorie qui s'est produite récemment, et avec un peu de bruit sur la propriété ; je veux parler de la théorie de M. Considérant. »

« Les Fouriéristes ne sont pas hommes à chercher dans une doctrine ce qui pourrait démentir leur système ; au contraire, leur habitude est de triompher et de chanter victoire toutes les fois qu'un adversaire passe sans les apercevoir ou sans les regarder. Il faut à ces Messieurs des réfutations expresses, afin que, s'ils sont battus, ils aient du moins cette consolation d'amour-propre, d'avoir fait parler d'eux. Eh bien ! que leur vœu soit accompli ! »

Quelque grand sentiment que l'auteur ait de son importance, quelle que soit sa confiance dans un triomphe assuré, il ne saurait prendre impunément le ton d'arrogance et d'insulte, qui respire dans les lignes que je viens de citer. Il n'est permis, en effet à aucun de ceux qui s'occuperont désormais de réforme sociale, de dédaigner à ce point la conception de Fourier ; nous verrons même bientôt que, malgré tout le mépris que ses disciples inspirent à l'auteur, il épuisera à les combattre toutes les ressources de sa bilieuse dialectique ; et qu'après avoir frappé à coups redoublés, il sortira de la lutte, si peu sûr à ses propres yeux de la victoire, que nous l'entendrons ajouter, en forme de menace, qu'il se propose de réfuter de nouveau et d'une manière plus explicite *la doctrine phalanstérienne.*

Jusqu'au moment où l'auteur aura produit cette triomphante argumentation, il voudra bien nous permettre de regarder les phrases qui précèdent, comme une légère et spirituelle fanfaronnade.

Je continue :

« M. Considérant annonce les plus hautes prétentions à la logique : toujours il procède par majeure, mineure et conclusion ; il écrirait volontiers sur son chapeau *Argumentator in barbara*. Mais M.

Considérant a trop d'esprit et de promptitude pour être bon logicien; et ce qui le prouve, c'est qu'il paraît avoir pris le syllogisme pour la logique.»

Suit une longue et éloquente diatribe contre le syllogisme, *cet instrument favori du mensonge, cet avocat du crime. Celui qui met en lui sa confiance périra*, s'écrie l'auteur, *et tout vrai philosophe le réprouve*. A quoi bon tant de colère : le syllogisme n'a pas plus en soi la malignité que lui reproche l'auteur, qu'il ne possède la puissance que d'autres lui ont attribuée. Le syllogisme, cet enfant d'un des plus sévères penseurs de l'antiquité, a servi d'instrument, il est vrai, entre les mains des sophistes et des pédants, à d'étranges abus; et Bacon a protesté avec raison contre l'omnipotence de ce tyran de l'école; mais la réaction est achevée depuis longtemps; le syllogisme est devenu la plus inoffensive des armes de la dialectique. Tout le monde sait parfaitement aujourd'hui que le syllogisme est une simple formule, sans valeur intrinsèque; qu'il ne peut qu'en proportion du talent de celui qui l'emploie : il n'est plus pour personne qu'une enveloppe précise et commode du raisonnement; et les philosophes d'un ordre quelconque ne seront jamais repris pour avoir produit une utile

vérité sous la forme syllogistique ou sous tout autre. Allez au fond des choses, jugez l'œuvre en elle-même et ne chicanez pas sur le cadre.

« M. Considérant a donc bâti sur un syllogisme sa théorie de la propriété. Serait-il disposé à mettre le système de Fourier pour enjeu de son argumentation, comme je suis prêt à risquer, sur la réfutation que je vais faire, toute la doctrine de l'égalité? Ce duel serait tout-à-fait dans les mœurs guerrières et chevaleresques de M. Considérant, et le public y gagnerait : car l'un des deux adversaires succombant, on n'en parlerait plus, et il y aurait dans le monde un *aboyeur* de moins. »

Je crois bien que l'auteur hasarderait volontiers sa doctrine de l'égalité, à laquelle j'imagine qu'il ne tient guère; mais je doute que M. Considérant accepte un défi dont les enjeux seraient si inégaux, non plus que la solidarité de l'épithète d'assez mauvais goût d'ailleurs. Mais j'ai hâte de sortir des préambules et des rodomontades.

L'auteur se livre alors à l'examen et à la critique de quelques textes d'un ouvrage de M. Considérant, sur l'origine de la propriété. Il déploie ici sa subtilité habituelle; rien ne tient devant sa dissolvante métaphysique. Il trouve moyen de

vous faire voir mille absurdités dans deux mots ; et une proposition si simple, si précise et si vraie qu'elle soit, comme celle-ci, par exemple : « Tout homme possède légitimement la chose que son travail, son intelligence, ou, plus généralement, son activité crée, » devient entre les mains de l'auteur un tissu de faussetés.

Mais je me garderai bien de mettre le pied dans ce labyrinthe métaphysique, où la subtilité prend si facilement la place de la profondeur ; et selon mon habitude d'envisager seulement les solutions pratiques, je laisse nos deux champions disserter à leur aise sur le capital *collectif ou incréé*, et j'arrive de plain-pied aux conséquences positives que l'auteur prétend tirer de toute cette argumentation.

« Ainsi, dit-il, par la distribution du capital » collectif, auquel chaque associé a, soit de son » chef, soit du chef de ses auteurs, un droit » d'usufruit imprescriptible et indivis, il y aura » au phalanstère comme dans la France de 1841, » des pauvres et des riches. »

Singulière manière de déduire : de ce que le phalanstère consacre le principe de propriété, l'auteur en conclut sur-le-champ qu'il y aura des

pauvres..... Voilà une conséquence commode.... A ce titre, la propriété serait le seul principe de la richesse. En sorte qu'un ministre avec ses cent mille francs de traitement pourrait être pauvre ; qu'un homme de lettres, gagnant comme M. Scribe, cent cinquante mille francs par an, serait pauvre, et qu'au contraire un laboureur, nourrissant sa femme et ses enfants avec les pommes de terre qu'il fait produire à force de sueurs à son misérable champ, serait riche.

Il s'agit de savoir s'il n'existe pas d'autres sources de richesse que la propriété, et si, quant à cette dernière, à l'aide de ces modifications contre lesquelles l'auteur s'est si violemment élevé tout à-l'heure, Fourier n'a pas trouvé moyen de déplacer complètement la question.

En effet, ce n'est pas en dépouillant les riches, et en brisant violemment le principe de la propriété, principe inné au cœur de l'homme, que le réformateur a attaqué la plaie du paupérisme ; mais en *augmentant* la richesse publique et en *la répartissant plus équitablement* ; de cette manière, les riches restent riches et les pauvres cessent de l'être. Si vous trouvez moyen de tirer cent mille fr. d'une propriété ou d'une industrie qui n'en

rapportait que cinquante, vous pourrez conserver au propriétaire tous ses droits, les accroître même, et de plus, rendre riches ceux qui ne possédaient rien auparavant: toute la question est là. Il faut donc examiner: 1° si par un mode d'exploitation, différent de celui qui est employé aujourd'hui, on peut arriver à réaliser un produit double et triple même, non pas peut-être dans une entreprise spéciale et particulière, mais dans un ensemble d'entreprises, se prêtant un mutuel secours, et étant régies par une seule loi d'intérêt social; 2° si l'association possède des moyens de répartition assez parfaits pour faire tomber le surcroît de richesses, résultant de cette meilleure exploitation, sur ceux à qui il appartient légitimement, c'est-à-dire sur les travailleurs; 3° enfin, s'il n'existe pas en dehors de la propriété, et de son exploitation, des sources de richesses qui pourront devenir, qui deviendront nécessairement par une conséquence du mécanisme sociétaire, le lot de ceux qui ne sont pas riches par la propriété.

Voilà les vrais éléments de la question; ce n'est qu'après les avoir réduits à néant, que l'auteur sera autorisé à conclure qu'il y aura au phalanstère des pauvres et des riches. Que serait-ce si, péné-

trant plus avant dans le mécanisme sociétaire, je montrais que non seulement les pauvres ne seront plus pauvres, en ce sens qu'ils jouiront abondamment de tous les ressources qui constituent le bien-être matériel, mais encore que ces prétendus pauvres seront plus heureux que ne le sont aujourd'hui les riches; — si je montrais toutes les jouissances de l'ame et des arts rendues accessibles à tous par l'éducation: le travail devenant une source non seulement de richesse, mais encore de bonheur; la fusion perpétuelle des classes et des individus par l'égalité des connaissances et des bonnes manières, nouveau résultat de l'éducation commune, par les mariages, par les relations d'amitié, d'occupation et d'intérêt; et la *considération se mesurant nécessairement* sur le degré d'utilité où chacun serait à la chose publique. Mais je m'arrête; le sujet est si fécond, qu'il demanderait des volumes. Il suffit en ce moment qu'il soit bien prouvé que l'auteur a tiré une conséquence fausse et calomnieuse d'un raisonnement insignifiant; qu'il n'a pas étudié la question sous ses véritables faces et qu'en ayant à peine envisagé un coin, il a conclu du tout, ce qui n'était pas même vrai de la partie.

J'établis au contraire, moi, qu'il n'y aura pas

au phalanstère des pauvres et des riches, mais bien des degrés différents de fortune, et j'en donne les raisons nettes et précises : 1° parceque l'association garantira à chacun de ses membres individuellement, homme, femme, enfant et vieillard, un *minimum*, le mettant pour jamais à l'abri de la privation des choses nécessaires à la vie ; 2° parce que l'éducation gratuite créera pour chacun dans le développement de ses facultés, un capital positif et éminemment productif; 3° parce que, dans la distribution du dividende collectif, la part du travail et du talent étant plus grande que celle du capital, et chacun percevant directement sa quote-part, l'accroissement de la richesse publique, résultant des bienfaits de l'association, accroîtra nécessairement la richesse individuelle. De telle sorte que le gain dépassant de beaucoup les dépenses, et le travail étant rendu attrayant par tout ce qui aiguillonne le cœur de l'homme: considération, profit, émulation, dévouement, enthousiasme, il n'y aura plus de pauvres suivant l'acception ordinaire de ce mot, dès l'établissement du phalanstère, et qu'à la seconde ou troisième génération, chacun y sera devenu riche au triple titre du *capital, travail et talent.*

Je vais faire ressortir encore la légèreté et

l'incohérence de certaines expressions de la tirade dont je viens de réfuter la pensée générale : « Il y aura, au phalanstère, dit l'auteur, des oisifs gros rentiers et des travailleurs, dont la fortune sera toujours à recommencer. »

Il faut, en vérité que l'auteur ait bien superficiellement étudié Fourier, pour donner ainsi, de la tête, et sans avoir l'air de s'en douter, au milieu des parties les plus solides de sa théorie. Ne sait-il pas que le résultat éminent de l'engrainage sériaire est de produire l'attrait au travail ? Chimère! dira-t-il. Du moins est-il constant, d'une part que tous les socialistes, philosophes et écomistes s'accordent à poser le *travail* comme le but nécessaire et l'essence même de l'organisation de l'homme, comme l'élément constitutif de toute société rationnelle; d'autre part, que Fourier est le seul réformateur qui ait fait passer cette notion métaphysique à l'état d'application sociale et pratique, en consacrant les principes suivants:

1° Que le travail doit être libre et non contraint;

2° Qu'il doit résulter d'une vocation naturelle, développée dès l'enfance au moyen d'un système d'éducation dont Fourier a organisé tous les éléments ;

3° Qu'il doit être varié, (la même occupation ne remplissant pas plus de deux heures);

4° Qu'il doit être parcellaire, c'est-à-dire n'embrasser qu'une nuance de fonction dans chaque séance ;

5° Qu'il doit s'effectuer non pas isolément, mais *par groupes*, c'est-à-dire en compagnie de gens ayant les mêmes goûts et un intérêt commun, d'où résultent naturellement émulation et entraînement;

6° Que l'homme ne doit jamais être exploité par l'homme, mais qu'il doit avoir un intérêt personnel dans l'exploitation sociale, et être récompensé en raison directe de ses efforts ;

7° Que le travail, source de la richesse sociale, doit être et sera nécessairement, par ce seul fait, la base de toute distinction, et que dès lors il perdra ce caractère odieux et répugnant qu'il a aujourd'hui ; en sorte que personne, même parmi les riches, ne se condamnera volontairement à une oisiveté, qui est en elle-même la négation de la vie, et fait maintenant leur supplice par l'ennui et le dépérissement du corps et de l'ame qu'elle traîne à sa suite.

Si donc, au moyen de ce simple ressort *de l'at-*

trait au travail, Fourier a déplacé complètement les éléments actuels du bonheur et de la considération, ou plutôt a fait rentrer les choses dans leur ordre naturel et divin, il en découle forcément qu'il n'y aura pas d'*oisifs* au phalanstère. Pour nier cette conséquence, il faudrait avoir établi, ou bien que le bonheur de l'homme ne doit pas résulter du développement de son activité physique et morale, ou bien que nous ne possédons pas la vraie loi de cette activité et les moyens de la réaliser.

C'est précisément cet attrait au travail, devenu moteur social, qui fait le caractère particulier, la puissance et la vie du fouriérisme. Qu'on l'attaque par ce côté, et qu'on ne craigne pas d'y employer science et talents ! l'entreprise est digne des plus généreux efforts.

Je n'ajouterai plus que quelques réflexions sur la phrase qui suit :

« Des privilégiés de naissance et de caste, et des parias, ayant pour tous droits civils et politiques le droit au travail et le droit à la terre. »

Il est d'abord assez difficile de comprendre ce que signifient des *privilégiés* de caste, dans un ordre de choses où chacun est, au point de vue de la considération, le fils de ses œuvres; et où la

considération elle-même attachée, non plus aux hommes, mais aux choses, est basée sur le degré d'importance de chacune à l'intérêt général. Mais c'est surtout de la seconde partie de la phrase précitée, que je demeure le plus profondément surpris.

C'est pour la première fois, je l'avoue, que je vois associés deux mots si dissonnants, si radicalement ennemis : des *parias ayant des droits*... Voilà qui est étrange; je m'étais figuré, comme tout homme qui connaît l'origine et la signification première du mot *parias*, qu'il était devenu dans notre langue l'expression technique pour désigner un être absolument et complètement déshérité de tout ce qui ressemble à un droit. Telle est la définition que le poète nous en donne dans les vers suivants, définition que l'histoire et la science n'ont jamais contestée.

Il est sur ce rivage une race flétrie,
Une race étrangère au sein de sa patrie;
Sans abri protecteur, sans temple hospitalier,
Abominable, impie, horrible au peuple entier.
Les PARIAS; le jour à regret les éclaire;
La terre, sur son sein, les porte avec colère;
Et Dieu les retrancha du nombre des humains,
Quand l'univers créé s'échappa de ses mains.

L'Indien, sous les feux d'un soleil sans nuage,
Fuit la source limpide où se peint leur image,
Les doux fruits que leur main de l'arbre a détachés,
Ou que d'un souffle impur leur haleine a touchés.
D'un seul de leurs regards a-t-il reçu l'atteinte,
Il se plonge neuf fois sous les flots d'une eau sainte :
Il dispose à son gré de leur sang odieux ;
Trop au-dessous des lois, leurs jours sont à ses yeux
Comme ceux du reptile ou des monstres immondes
Que le limon du Gange enfante sous ses ondes.
Profanant la beauté, si jamais leur amour
Arrache à sa faiblesse un coupable retour ;
Anathème sur elle, infamie et misère !
Morte pour sa tribu, maudite par son père,
Promise après sa vie au céleste couroux,
Un exil éternel la livre à son époux.
Eh bien !... Mais je frémis ! tu vas me fuir peut-être;
Ami d'un malheureux tu vas cesser de l'être ;
Je foule un sol fatal à mes pas interdit ;
Je suis un fugitif, un profane, un maudit;
Je suis un Paria......

Mais voici au phalanstère des *parias* d'une nouvelle espèce, des parias ayant des droits; et quels droits encore!... *droit à la terre, droit au travail;* c'est-à-dire plus que n'en a jamais eu le peuple sur aucun point du globe; des droits dont les

deux tiers du genre humain ont été privés depuis le commencement du monde.

Mais la seule reconnaissance de ce double droit suffit pour changer la face de la société : *droit à la terre !*... Donc le pauvre aura une patrie et un foyer aussi bien que le riche; donc, il n'ira plus, misérable vagabond, pourchassé comme une bête fauve, mendier un asile loin du toit de ses pères, et ne trouvant pas une pierre pour reposer sa tête. Il est donc chez lui au milieu de ces campagnes que ses sueurs ont fécondées, dans ce vaste palais que ses mains industrieuses ont bâti !...

Le droit au travail! mais c'est le droit au salaire, mais c'est le droit à la vie !... Donc le pauvre ne dépendra plus du caprice ou de la cupidité d'un capitaliste; donc, plus de prolétaires, c'est-à-dire d'ouvriers à la merci d'un homme; donc, plus de maître et d'esclave; donc plus de concurrence commerciale avec ses conséquences homicides; donc plus de faim, plus d'angoisses, plus de désespoir, plus de misère avec son cortège de crimes. Donc, tant qu'il y aura richesse, instruments de travail, le pauvre pourra produire, et par conséquent jouir du fruit de son labeur; donc, tan qu'il y aura un morceau de pain dans la phalange,

le pauvre en revendiquera sa part ; et pour qu'il succombe désormais, il faudra que la société tout entière succombe avec lui...

Le droit au travail.... illimité, éternel comme l'existence de l'humanité; mais c'est plus que n'en possèdent les riches eux-mêmes dans notre monde où tout est pour eux ; car de deux fabricans voisins, celui qui brise la concurrence perd avec la richesse le droit au travail qui ne ferait que consommer sa ruine.

Le *droit au travail*.... mais au phalanstère, c'est le droit à la considération, c'est le droit au bonheur. *Le droit à la terre, le droit au travail!* mais il y a tout un monde dans ces deux mots ; mais c'est la plus immense révolution que jamais les hommes aient accomplie : c'est l'avénement de la justice et de la vérité sur la terre; mais c'est le règne de Dieu ! ....

Eh bien ! disons le : ce n'est pas là tout. Malgré les magnifiques prérogatives indiquées par ces seuls mots : *droit à la terre et au travail*, il y a calomnie non seulement dans l'intention, mais encore dans les paroles de l'auteur. Le citoyen de la commune sociétaire jouira quelle que soit sa condition, de tous les *droits politiques et civils* connus

jusqu'à ce jour, et de plus grands encore. Qu'on en juge par le simple énoncé qui suit :

Au phalanstère, tout être humain en naissant, sera non seulement (par la garantie du *minimum*) pour jamais affranchi de l'inquiétude de manquer du nécessaire, mais encore, jouira légitimement et sans protection de l'éducation la plus complète et la plus variée ; par le simple développement de son organisation physique et intellectuelle, il pourra tous les jours et à chaque instant se trouver au-dessus de ces privilégiés de caste et de naissance dont on parlait tout-à-l'heure; en un mot, par la seule force des choses, il arrivera au sommet de l'échelle sociale. Voilà quels sont les droits de ce nouveau *paria* : droits résultant forcément de la solidarité des intérêts des bras et des talents mis en mouvement par les deux rouages intimes *du travail attrayant* et de *l'engrenage sériaire.*

Mais sans s'inquiéter de plus étranges anomalies de pensées et d'expressions; sans chercher à prouver les plus calomnieuses assertions, l'auteur continue : « car il ne faut pas se faire illusion : au » phalanstère tout sera, comme aujourd'hui, objet » de propriété, les machines, les inventions, la

» pensée, les livres, les produits de l'art, de l'a-
» griculture et de l'industrie; les animaux, les
» maisons, les haies, les vignes, les prés, les bois, les
» guérets, tout enfin, excepté le *terrain brut*. »

Sans nul doute, tout au phalanstère sera objet de propriété; mais ce qui caractérise ce système, c'est que tous ces éléments de richesse seront à la fois *propriété sociale* et *particulière*.... *sociale* par les droits communs et inaliénables de tous à la terre et au travail, c'est-à-dire à la possession et à l'exploitation du fonds social; *particulière* par la distribution des produits proportionnés à l'apport de chacun en *capital*, en *travail* et en *talent*; et par les droits d'accumulation et de transmission. Et loin de gémir de ce résultat, nous croyons devoir nous en applaudir; puisque au moyen de cette combinaison, le réformateur a laissé à l'individualisme une carrière plus vaste qu'aucune autre théorie sociale, tout en consacrant les droits inviolables de tous.

Qu'importe en effet, socialement parlant, que les titres de la propriété soient entre les mains de quelques uns, si les avantages positifs de la possession deviennent le droit commun à chaque homme et par conséquent au travailleur. Si, par un déve-

loppement complet et gratuit de toutes les facultés; si, par le bon emploi des forces, nous parvenons à procurer à chacun un capital relativement plus productif dans son travail et dans son talent que la propriété elle-même ; et si, par l'attrait au travail et la solidurité des intérêts, nous amenons tout citoyen de la phalange à chercher le bonheur et la distinction non plus dans le mépris du travail et l'oisiveté, mais dans son activité même, et dans le jeu complet de tous ses ressorts naturels, équilibrés les uns par les autres et dirigés par l'action générale, n'aurons-nous pas résolu le double problème de la richesse et du bonheur en ce monde ?.....

Je reprends : « au phalanstère, tout sera objet » de propriétés etc. .... tout excepté le *terrain* » *brut* Or, veut-on savoir ce que vaut le terrain » brut, d'après les avocats de la propriété ? « *Une* » *lieu carrée suffit à peine à la nourriture d'un* » *sauvage,* » *dit* M. Charles Comte. Estimant à » 300 fr. par an la chétive subsistance de ce » sauvage, on trouve que la lieue carrée qui lui » est nécessaire pour vivre est, relativement à lui » fidèlement représentée par une rente de 15 fr. » En France, il y a 28,000 lieues carrées; cela » ferait donc une rente totale de 42,0000 fr., les-

» quels, répartis sur près de trente-quatre millions » de têtes, produisent pour chacune un centime » et quart de revenu. »

Est-il possible que la passion et le mauvais vouloir aveuglent à ce point les esprits les plus larges et les plus éminents, et les entraînent dans un calcul de cette maigreur et de cette faiblesse? Comment, vous ne voyez pas qu'il s'agit, non pas d'assurer à chaque Français un centime et quart de revenu, mais bien de la reconnaissance d'un droit sacré et imprescriptible,qui enchaîne la terre non à l'individu, mais à la société tout entière, qui crée, pour tout travailleur, un droit de possession et même de propriété naturelle, antérieure à tout droit acquis, et qui fonde d'une manière divine et indestructible la patrie et la liberté. — Non plus cette patrie qui demande au prolétaire ses sueurs, son sang et son ame, et lui donne en revanche le mépris, la faim et le désespoir ; mais une patrie qui nourrira et rechauffera tous ses enfants dans son sein, avec un égal amour, qui prodiguera aux plus humbles et aux plus petits honneurs et jouissances; non plus cette liberté précaire et fausse qui isole le pauvre, en fait un objet d'horreur et de mépris aux yeux de ses semblables et ne constitue

pour lui que la liberté de vivre misérablement ou de mourir de faim : mais cette liberté, qui garantit les droits de chacun par leur union intime avec les droits de tous, et qui fonde le bonheur de la société, sur le bonheur de chacun de ses membres.

L'auteur peut donc hardiment dénoncer M. Considérant et Ch. Fourier aux prolétaires comme aux propriétaires : les uns et les autres n'ont jamais eu de plus véritables et de plus généreux amis. Fourier a compris le premier que le mal venait non des hommes mais des choses, mais d'institutions reposant sur la base étroite et fausse de l'isolement et de l'antagonisme. Il a compris que les souffrances de l'humanité étaient à la fois une punition et un avertissement, et il a cherché hors des voies le plus souvent stériles et sanglantes des révolutions politiques, la loi d'harmonie et d'amour dont Dieu a gravé l'empreinte sur toutes ses œuvres, et tout d'abord dans le cœur de l'homme, cet abrégé du monde.

Poursuivons : « Si du moins la théorie de » M. Considérant garantissait réellement cette » propriété dont il se montre si jaloux, je lui par» donnerais les irrégularités de son syllogisme, » le meilleur pourtant qu'il ait fait de sa vie.

» Mais point : ce que M. Considérant prend pour » propriété n'est qu'un privilège de haute paie. » Dans le système fouriériste, ni le capital créé, » ni la plus-value du sol ne sont répartis et ap» propriés d'une manière effective; les instruments » de travail, créés ou non créés restent sous la » main de la phalange; le prétendu propriétaire » n'en peut toucher que le revenu. » Sans vouloir rentrer ici dans la discussion du sort des propriétaires dans l'association phalanstérienne, remarquons seulement à propos de la dernière phrase citée, qu'il ne faut pas entendre ici par *phalange*, un pouvoir, une hiérarchie fondée sur la violence, le privilège de la fortune ou du rang, ou sur toute autre condition de cette nature, mais bien la société elle-même, c'est-à-dire les pauvres et les riches, n'ayant plus qu'un intérêt commun et indivisible, et représentés dans chaque branche des fonctions et de l'activité sociale par des élus parfaitement égaux en droits et en puissance eux-mêmes à ceux qu'ils représentent.

« Le prétendu propriétaire n'en peut toucher » que le revenu. »

Vous voyez donc bien qu'il y a dans cette absorption de la propriété plus qu'un revenu

d'un centime et quart pour chaque citoyen, mais un droit immense qui donne au travailleur une partie des avantages de la possession. Il est fâcheux pour l'auteur qu'une de ses phrases soit la réfutation de l'autre.

Il continue en ces termes : « Il ne lui est permis » ni de réaliser immobilièrement les actions qu'il » a sur la compagnie, ni de posséder en propre, » ni d'administrer quoi que ce soit. Le caissier » lui jette son dividende ; et puis propriétaire, » mange tout si tu peux. »

Ainsi il ne saurait y avoir de bonheur possible pour le propriétaire sous le privilège d'abandonner sa fortune à tous les hasards du caprice et de l'ignorance ; en vain, jouira-t-il paisiblement, sans procès, ni conteste ; verra-t-il s'accroître sans cesse le chiffre de son revenu... Nimporte... l'infortuné est condamné.... *mange tout si tu peux*. Il est vrai qu'il pourra, mille fois plus facilement que dans la société présente, s'environner lui et les siens de tous les éléments du confort et du luxe : appartement magnifique, riche mobilier, table somptueuse, vêtements splendides, chevaux, équipage, maisons de campagne, collections et bibliothèque, objets d'art et de fantaisie; il aura tout... tout

hélas! excepté le privilège de se ruiner, ou tout au moins d'user sa vie dans les inquiétudes et les fatigues de la gestion individuelle; et vous au contraire, vous l'ennemi de la propriété, vous soutenez que le riche ne pourra connaître le bonheur que lorsque, dépouillé de sa fortune, il sera condamné comme le reste des humains à un travail de chaque jour, et non point à ce travail attrayant conçu et organisé par Fourier, mais au travail monotone et repoussant que nous connaissons, et dont nous avons tous horreur quand la faim ne nous y condamne pas. L'auteur me permettra bien, j'espère, d'user de représailles, et de le citer à mon tour à la barre du propriétaire : que ce dernier décide entre nous!

Mais pour frapper le dernier coup, l'auteur résume toute cette véhémente tirade par quelques conclusions générales :

« Le système de Fourier ne peut accommoder « les propriétaires, puisqu'il leur ôte le plaisir « le plus doux de la propriété, la libre disposition « de leurs biens. Il ne saurait plaire davantage « aux communistes, puisqu'il fait les conditions « inégales; il répugne aux amis de l'association « libre et de l'égalité, par sa tendance à effacer « dans l'homme la distinction et le caractère, en

« supprimant la possession, la famille, la patrie,
« triple expression de la personnalité humaine. »

J'éprouve le besoin, avant de briser ce faisceau d'accusations, de répéter, et d'une manière plus générale, une observation déjà faite.

Quelle moralité peut-il y avoir à ameuter ainsi contre une doctrine que l'on combat toutes les opinions auxquelles on est le plus hostile soi-même, opinions que l'on a condamnées d'avance. En reprochant au fouriérisme de n'être ni l'ami de la propriété, ni du communisme, l'auteur ne ressemble-t-il pas à un docteur qui, dans une controverse de théologie catholique, reprocherait à son adversaire de n'être ni athée, ni mahométan, ni fétichiste.

Eh, Monsieur! que vous importe l'hostilité du fouriérisme avec telle ou telle autre doctrine? Il ne peut accommoder les propriétaires, dites-vous; il leur enlève une partie de leurs priviléges; eh bien! tant mieux, c'est un acheminement vers votre système. Il est en opposition avec le communisme... mais c'est un point de ressemblance avec vous.

Aussi, pourrai-je me dispenser ici de répondre à des accusations si contradictoires et si mal placées dans la bouche de l'auteur. Toutefois, pour com-

battre l'impression que la lecture de ces attaques peut avoir faite dans l'esprit de quelques lecteurs, et dans la crainte de paraître fuir la discussion, quand elle peut servir à la découverte et au triomphe de la vérité : je repondrai à tout.

J'ai surabondamment montré que, loin de détruire le principe de la propriété, la doctrine sociétaire ne faisait que le sanctionner et l'élargir en l'étendant à tous; c'est dans l'agrandissement et la bonne répartition de la richesse publique qu'elle cherche la solution du grand problème des conditions sociales : le sentiment de la propriété vit au cœur de l'homme plus encore que dans les codes, et le véritable remède au paupérisme nous paraît être, non pas de dépouiller les riches, mais de procurer à tous les moyens de le devenir.

Loin de comprimer l'essor individuel en créant une égalité absolue que la nature dément, loin de tarir la source de l'activité en limitant les besoins et les désirs, c'est par l'expansion la plus large et la plus complète des forces et des instincts de chaque homme que nous prétendons agrandir le cercle de la vie générale. Nous respectons la propriété, mais en lui enlevant ce caractère despotique et jaloux qui en fait un brandon de discorde dans la

société présente; et ces restrictions que nous apportons aux privilèges du propriétaire, nous les compensons par les avantages positifs et mathématiques d'un accroissement de revenu, et par conséquent de capital, en *même temps* que nous garantissons les droits sacrés, éternels de tous, à la possession et au travail, et que nous détruisons à jamais la dernière forme de l'esclavage parmi les hommes, le prolétariat.

« Le système de Fourier ne saurait plaire aux communistes. » Ici, je l'avoue, l'auteur a frappé juste; il y a en effet dissidence complète, du moins quant aux moyens, entre la doctrine Phalanstérienne et celle des communistes. Nous faisons les conditions inégales, parce que, ainsi que je l'ai établi ailleurs, nous croyons à l'inégalité des forces physiques et intellectuelles; et loin de regarder le dévouement comme capable de trancher la question, nous croyons que le *moi* est le premier et le plus radical instinct de l'homme, et la seule base de toute société durable : si le christianisme, malgré sa sainteté, malgré ses miracles de foi et d'amour, a été impuissant à fonder la communauté, comment la philosophie ou le froid panthéisme le pourraient-ils? Le dévouement est la vertu

des grandes ames, par conséquent une exception. Chassez donc du cœur humain l'amour des distinctions et de l'empire; mettez donc des bornes à la soif des jouissances!.. Toute passion dont vous n'aurez pas fait votre auxiliaire, sera votre ennemi. En résumé, croire que tous les hommes d'un commun accord, foulant aux pieds l'égoïsme et l'orgueil, consentiront à partager en frères les plaisirs et les fatigues, et que le même philantropisme suffira pour préserver la société des abus d'un pouvoir omnipotent. Ce sont là de généreuses illusions qui demandent à être admirées plutôt que réfutées sérieusement. Les siècles de foi et de poésie sont passés, rien n'est plus possible hors la science et la raison.

Les dernières parties de la phrase que j'ai citée tout-à-l'heure contiennent des accusations contre la théorie de Fourier, qui ont assez de crédit dans une certaine portion du public, pour que je leur consacre une réponse explicite.

« Le Fouriérisme, dit l'auteur, répugne aux amis de l'association libre et de l'égalité par sa tendance à effacer dans l'homme la distinction et le caractère, en supprimant la possession, la famille, la patrie, triple expression de la personnalité humaine. »

Période sonore et tranchante, mais la pensée.....
ω οια κεφαλη ! etc.

Il semble d'abord pour le moins étrange qu'on reproche de détruire *le caractère et la distinction dans l'homme* à un système qui déclare n'avoir d'autre but que le développement le plus vaste et le plus complet de chaque homme, qui, en deux mots, est fondé tout entier sur l'exaltation de l'individualisme. Mais passons aux détails.

En supprimant la possession :

Certes, l'accusation est aussi vague que hardie; de l'association des capitaux et des instruments de travail, l'auteur en conclut la destruction de la possession... Mais les titres de la richesse de toute nature que chaque propriétaire pourra vendre, donner, échanger et transmettre à fantaisie ne constituent-ils pas une possession? et la jouissance, et la libre disposition des produits, ne forment-ils pas perpétuellement objet de possession ? et dans un autre ordre de choses, les connaissances et les talents de tout genre, développés par l'éducation gratuite de la phalange... Que signifie donc cette accusation? Quoi ! de ce que le propriétaire ne pourra pas mésuser, et à son propre détriment, du fonds même de sa propriété, vous déclarez ab-

solument et sans restriction aucune, que la possession est supprimée? Il y a ici évidemment flagrant délit de calomnie! On ne s'exprimerait pas autrement en parlant d'une sorte de prison monacale où chacun ferait en entrant vœu d'abnégation et de détachement. Or, pour rendre la vérité palpable à tous, raisonnons avec les faits, et mettons en regard les avantages de la possession tels qu'ils existent dans notre société, avec quelques-unes des conditions d'existence préparées à tous les hommes par le réformateur.

Que possèdent aujourd'hui les pauvres, les prolétaires? Hélas, pas même le droit de vivre, subordonnés qu'ils sont à mille exigences fatales qui les étreignent comme des chaînes. Les privations de toute sorte, l'excès du travail et jusqu'à l'air qu'ils respirent, et jusqu'aux grossiers et dangereux plaisirs dans lesquels ils cherchent l'oubli de la souffrance, que d'ennemis conjurés contre leur misérable vie! La patrie elle-même leur enlève les plus belles années de leur jeunesse, pour se payer sans doute des bienfaits dont elle les comble! et ce qui pour les riches devient une carrière de gloire et d'avenir, n'est pour le pauvre qu'un impôt de sang. Il ne possède ni les instruments de travail,

qui le plus souvent sont entre les mains des riches, ni le fruit même de son travail qui est absorbé en bonne partie par les spéculateurs. Quelques misérables haillons, la livrée du malheur; un taudis infect, un sale grabat auprès duquel veillent éternellement le cruel souci du lendemain et la faim livide : voilà tout..... Ajoutons-y un cœur pour mieux sentir l'infortune, des yeux pour souffrir même du bonheur des autres, une bouche pour maudire la Providence : tels sont les droits de possession de la moitié de la société. Détournons les yeux, et cherchons un autre tableau.

Consumer leur forces et leur vie dans un labeur monotone et abrutissant, afin d'assurer à leur vieillesse quelques jours exempts de l'angoisse du besoin, et pour préparer à leurs enfants une existence plus facile et plus large; telle est, *en deux mots*, le lot des industriels et des commerçants, c'est-à-dire des classes moyennes. La possession n'est encore pour ceux-ci la source d'aucune satisfaction immédiate, si ce n'est celle du lucre... et celui-là est estimé heureux entre tous, qui fait, comme on dit *ses affaires*, c'est-à-dire qui gagne un peu d'argent, aux dépens de sa santé, de son intelligence, et souvent de son honneur; aux dépens de toutes

ses facultés d'imagination et de cœur ; en un mot, de tout ce que Dieu avait mis de jeune, de chaud et de poétique dans son ame... Mais arrivons aux riches : ici tout change.

Au riche appartiennent en naissant tous les avantages de la société et de la civilisation : instruction variée, vie molle et luxueuse, prérogatives politiques et civiles. Jeune, il trouve toutes les carrières ouvertes devant ses pas; les grandes écoles gouvernementales lui en font franchir rapidement et sans peine les premiers degrés; et avec moins de génie qu'il n'en faut au fils du pauvre pour gagner les galons de caporal ou le diplôme de magister de village, le fils du riche devient colonnel, évêque ou receveur-général.

Se sent-il du goût pour les spéculations industrielles? avec des capitaux, tout lui est facile : il exploite et produit en grand, c'est-à-dire par les bras et l'intelligence des autres....

A lui les domaines et les châteaux, les usines et les hôtels, les terres et les bois, les étangs et les rivières; il ressemble au grand roi Xercès : à lui la *terre* et *l'eau*. Mais, au milieu de l'opulence et de son orgueil, l'ennui le dévore, l'ouragan populaire gronde à sa porte et jette l'épouvante dans

son cœur ; les pauvres qui l'entourent lui semblent autant de loups affamés, qui n'attendent qu'un signal pour s'élancer sur lui... Mille calamités incessantes viennent d'ailleurs bouleverser cette existence privilégiée; la concurrence, la stagnation des affaires, l'abaissement des fonds publics, la hideuse banqueroute, et plus près de lui encore, les chagrins de famille, les mille chaînes de l'opinion et des convenances, enfin la vieillesse avec ses infirmités et son impuissance de jouir... Voilà à quoi aboutissent les droits de possession consacrés dans nos Codes.

Il me resterait à transporter le lecteur par la pensée dans l'enceinte d'une commune phalanstérienne, et à lui montrer à la fois dans les détails et dans l'ensemble les éléments de la vie nouvelle. Mais où trouver des couleurs assez vives et assez vraies pour reproduire fidèlement un tableau dont la seule image enivre l'ame de tous ceux qui ont parcouru les ouvrages de Fourier; et surtout comment exposer en quelques lignes ce qui demanderait des volumes? Pour tout dire, l'espace et le talent me manquent; et si je dis trop peu, mes paroles incomprises deviendront seulement un objet de raillerie, ou de malveillante interprétation. Es-

sayons toutefois, fort de notre conscience et de notre amour de la vérité, d'esquisser faiblement quelques-unes des premières lignes du tableau.

Et d'abord : plus de taudis, plus de grabats, plus de cloaques immondes. Un grand et bel édifice, percé de galeries intérieures dont nos élégants passages peuvent donner l'idée, s'élève à la place des 400 masures aux pieds boueux, à la tête couverte de paille pourrie, qui composent la plupart de nos villages. Pour la première fois le *peuple roi habite un palais*. Ces galeries couvertes et chauffées en hiver, sont converties au retour du printemps en vertes et odorantes promenades, qui laissent pénétrer jusqu'au fond des demeures un air pur et vivifiant. Ces demeures elle-mêmes sont toutes salubres, commodes, élégantes, mais non pas également luxueuses; la variété des goûts et les degrés différents de fortune commandent cette distinction. Là se trouvent réunis tous les avantages de la vie commune sans aucun de ses inconvénients. Les travaux intérieurs de propreté, de ménage, de cuisine, etc., si monotones d'ordinaire si fatigants, si dispendieux, sont accomplis à titre de fonctions publiques d'une manière harmonique et rapide, et avec une économie pour chaque fa-

mille en particulier, dont on se fera facilement l'idée en y réfléchissant. Et cependant chacun dispose sa vie intérieure comme il l'entend; car repétons-le bien, il y a association pour les travaux, pour la production, mais non pour la consommation, c'est-à-dire pour la jouissance. Enfin des conduits de chaleur vont porter, pour ainsi dire gratuitement, dans toutes les parties de la phalange, une température égale et salubre. Mais occupons-nous surtout de l'existence matérielle et intellectuelle de l'homme, pendant la période de ses premiers développements.

L'enfant le plus pauvre est environné depuis le jour de sa naissance d'autant de sollicitude et d'amour que les plus riches de ce monde. Les conditions hygiéniques les plus parfaites concourent avec l'abondance de toutes choses, à développer en lui une robuste constitution; et le réformateur a su concilier la jalousie de l'amour maternel avec les grandes lois d'ordre et d'harmonie qui doivent diriger l'homme dès le moment de son entrée dans la vie.

A peine hors des mains de sa nourrice, l'enfant devient citoyen de la phalange. Il faut voir avec quelle merveilleuse sagacité le réformateur a su

donner une direction utile pour l'ordre général à tous les penchants de ces jeunes natures, à ceux même que nous nous efforçons ordinairement de comprimer faute de les comprendre; et comment il a combiné tous ces instincts pour conduire l'enfant, comme il le dit si éloquemment, au *bon* par la route du *beau* et au *beau* par la route du *bon*. La vie de l'enfant n'est qu'une suite de plaisirs, et cependant son cœur, son intelligence, son activité, ses forces physiques se développent; mais c'est par-dessus tout l'instinct de la sociabilité qui grandit chaque jour en lui, parce qu'il est la source continuelle et principale de ses jouissances.

Toutefois le côté vraiment supérieur, et admirable de l'éducation phalanstérienne, c'est l'étude des vocations. Alors se manifeste avec le plus d'énergie la puissance des attraits. Une curiosité, une activité indomptable, et l'instinct si puissant de l'imitation sont les ressorts par lesquels la nature pousse l'enfant à chercher lui-même les instruments de son bonheur. A toutes les branches de l'activité sociale, ou pour prendre un langage simple et technique, à tous les ateliers est annexé l'atelier des enfants, pourvu d'instruments de travail, appropriés à la taille et aux forces de ces

jeunes ouvriers. L'enfant touche à tout, essaie de tout; mais peu à peu, il fait son choix; il reviendra de préférence aux occupations où il a réussi, et bientôt l'émulation, la récompense, l'entraînement achèveront ce que le goût naturel a commencé. Cependant l'éducation théorique vient se joindre à la pratique; du métier qu'il exerce pour ainsi dire par recréation, l'enfant s'élève par le développement de ses facultés à la science et à l'art : le petit menuisier devient mécanicien, le jardinier devient botaniste; ainsi les plus humbles fonctions sont anoblies et élevées. Ceux enfin que le doigt de Dieu a touchés au front, ceux qui sont destinés à être un jour les lumières du peuple, s'élèvent rapidement par tous les détails de la pratique et de la théorie aux plus sublimes généralités, et deviennent les guides et les bienfaiteurs de cette société à laquelle ils doivent tout.

Mais, on le comprend d'avance; toute l'activité de l'intelligence humaine ne saurait se concentrer sur un seul point; la variété des goûts de l'enfant est à la fois l'indice et la conséquence de la variété de ses aptitudes; et la perfection physique et morale de l'individu ne peut résulter que d'un développement complet et simultané de toutes ses

tendances, de toutes ses forces harmonisées d'ailleurs par un système d'éducation générale. Là encore brille de tout son éclat la supériorité de l'éducation sociétaire sur les systèmes employés de nos jours. Ne laisse-t-on pas en effet dépérir la plupart des facultés de l'enfant, et surtout les facultés d'action, pour s'attacher uniquement au développement de quelques unes; et ne prend on pas, par une déplorable erreur pour mode unique d'éducation générale, certaines spécialités qui ne sont le fait que d'un petit nombre, telles que la philologie? Quel but *pratique* et *social* donne-t-on d'ordinaire aux études de la jeunesse? aussi que de mécomptes! que d'avortements!

Au phalanstère, rien n'égale la variété des occupations qui remplissent la vie des enfants; mais cette variété même n'est pas exempte d'harmonie. Tout s'accomplit avec symétrie et ensemble : car les formes extérieures de l'ordre et l'entraînement de l'exemple exercent sur l'enfant, comme on le sait, une irrésistible puissance.

Cependant voici que de nouveaux instincts se révèlent. De vagues désirs gonflent le cœur de l'adolescent : alors s'opère une double métamorphose. Ses membres prennent de la force et de la

grâce; son organisation s'harmonise : en même temps une dernière faculté, la plus puissante et la plus douce, vient échauffer et compléter son être : le sentiment éclot. C'est dans le cœur de sa mère, ainsi le veut l'équitable Providence, de sa mère que l'a tant aimé, qui l'adolescent épanchera les premières gouttes du céleste parfum. Bientôt il commence à rêver un autre bonheur : son imagination s'exalte; son sang bouillonne : l'amour, l'ineffable amour, allume dans son ame ses premières étincelles.

Mais au phalanstère, cette passion n'est plus absorbante ni désastreuse; elle rencontre dans le cœur de l'adolescent de nombreuses rivales. L'amitié y a depuis longtemps pris racine; mille occupations attrayantes remplissent sa vie; son énergie physique et morale se dépense à chaque instant sur une foule de points : en un mot, il y a équilibre entre les forces passionnelles.

Et puis, quelle transformation de l'amour lui-même! Tous les penchants naturels une fois dirigés vers le beau et l'harmonie; les plus modestes aptitudes élevées au premier degré de la considération : toute feinte, toute fausse honte est inutile; chacun peut s'honorer légitimement des instincts

que Dieu a mis dans son ame ; chacun, membre utile et honoré de la société, marche la tête haute, et porte écrits sur son front ses aptitudes, ses titres, ses sympathies. La misère, ou le dégoût d'un travail ingrat et antipathique ne contraignent plus de pauvres créatures à vendre leurs caresses pour un peu de pain, ou à accepter ce que l'on appelle *une position* au prix de toute leur ame : plus de prostitution ! l'amour n'est plus un calcul ; le mariage n'est plus un marché. Plus d'hypocrisie et de séduction; l'on choisit et l'on aime en quelque sorte à coup sûr, parceque l'on voit seulement avec le cœur: *fallere quis possit amantem !* La sainte pudeur reprend tous ses droits, et enivre l'homme de ses parfums; l'indépendance de la vie donne celle du cœur, l'estime de soi-même et des autres; et ce noble orgueil de l'ame qui sent sa valeur élève la passion et la purifie. Pour tout dire en un mot, la femme est réhabilitée, et avec elle l'amour et la famille, dont elle est le sanctuaire et la base. Si cette fraternité des âmes, rêvée par les poètes de tous les sciècles, n'est pas une chimère, c'est alors qu'elle se réalisera; si la fidélité est, comme je n'en doute pas, une loi de la nature et un gage de bonheur, c'est bien alors

qu'elle régnera souverainement et sans la contrainte des lois écrites qui la supposent plutôt qu'elle ne la produisent.

Les bornes et la nature de ce travail me forcent à sortir brusquement d'une description à laquelle, du reste, le lecteur peut ajouter quelques traits lui-même, d'après ce que j'ai dit de l'organisation du travail et de la condition de fortune des citoyens de la phalange. Il faut rentrer dans la froide et triste polémique; heureux même si l'on ne me fait pas un crime de l'avoir abandonnée un instant pour une exposition de faits qui n'existent jusqu'à présent que dans notre imagination. Qu'on y songe bien toutefois, ces faits eux-mêmes sont une déduction rigoureuse de principes positifs et essentiellement pratiques.

Qu'y a-t-il d'ailleurs de démontré dans les assertions auxquelles je réponds? rien autre chose que la malveillance de l'auteur. Le Fouriérisme, dit-il, détruit la possession, et je n'ai besoin que de réunir quelques faits pour mettre à nu la calomnie. Ainsi en est-il de cette autre accusation :

Le Fouriérisme supprime la famille.

Quelle confiance ajouter à une affirmation qui se trouve démentie par les premiers éléments de la

théorie sociétaire.... Fourier ne pose-t-il pas le sentiment de la famille comme l'une des bases de la sociabilité humaine ? Mais en quoi consiste essentiellement la famille ? est-ce dans l'association domestique qui porte vulgairement le nom de ménage ? Non assurément; car dans ce cas un atelier, un couvent ou une caserne seraient autant de familles. La famille ne suppose même pas la cohabitation perpétuelle des parents et des enfants; car dans cette hypothèse elle n'existerait presque jamais en réalité. Ce qui constitue véritablement la famille, ce sont les liens du sang et de l'affection; ces liens ont pour résultats extérieurs et publics la conformité de nom et d'intérêt, les devoirs réciproques des époux, des pères et des enfants, et le droit de succession. Or, loin de détruire ces éternelles notions de la famille, Fourier les consacre à jamais en les plaçant plus particulièrement sous la protection de la femme, que la Providence a si évidemment et si merveilleusement organisée pour cette mission. La femme, dit-il, doit exercer la prééminence dans les relations d'amour et de famille. Et ce que j'ai dit ailleurs sur l'indépendance de la femme et sur l'éducation des enfants, revient ici comme corrollaire pour justifier ces

simples indications. La femme sera libre par sa position sociale : donc les mariages seront mieux assortis, et par conséquent plus unis ; les enfants seront élevés en commun hors de la maison paternelle et aux frais de la phalange : seront-ils pour cela déshérités des caresses de leurs parents ? Tout au contraire, ceux-ci, déchargés du rôle difficile et souvent cruel d'éducateurs, pourront s'abandonner sans revers ni contrainte au devoir si doux de l'amour paternel; et les enfants à leur tour éprouveront le besoin de rendre amour pour amour. Qui pourrait dire quel ineffable caractère de tendresse et de suavité les relations de famille prendront alors? bien peu de familles, hélas, nous en offrent aujourd'hui la douce image!

Mais comment concilier, s'écrie-t-on, la certitude des liens du sang sur laquelle vous posez le fondement de la famille avec cette variété de goûts, cette excessive liberté en amour dont Fourier gratifie la femme ?... Je répondrai que les disciples de Fourier sont loin de réclamer quant à présent, l'extension des privilèges de la femme sous le point de vue que je viens de signaler. Ils regardent cette quetion comme l'une de celles dont l'avenir seul possède la solution; ils croient surtout qu'il

ne faut pas juger de ce que peut être la femme par ce qu'elle est maintenant, où toute son éducation, toute sa vie consistent à feindre, et où les plus nobles facultés ne sont pour elle, comme je pourrais le prouver par d'illustres exemples, que des instruments de malheur et de dégradation. Mais en prenant la question au point de vue du raisonnement, nous croyons que Fourier a trouvé le vrai fondement de la certitude des liens du sang en établissant le mariage sur l'amour, et l'amour sur la liberté *.

Enfin l'auteur ajoute que le fouriérisme tend à *supprimer la patrie*. On ne saurait rien concevoir de plus pitoyable que cette accusation ; car il saute aux yeux que plus la doctrine sociétaire améliore les conditions d'existence de l'homme, plus elle reserre les liens qui l'unissent naturellement au sol de la patrie. *Ubi bene sum ibi patria!* dit le poète.

Singulière contradiction ! L'auteur admettait tout-à-l'heure que le fouriérisme constituait pour

* Les légistes ont tranché le nœud à la manière d'Alexandre : *Is pater est quem nuptiæ demonstrant*... On sait à quoi s'en tenir sur la vérité pratique et morale de ce prétendu axiôme.

le pauvre *un droit à la terre et au travail;* ne sont-ce pas là les éléments de la patrie?.... Mais peut-être s'indigne-t-il de voir la doctrine de Fourier anéantir du même coup les inimitiés des nations et celles des individus, et rendre inévitable l'avénement d'une paix universelle? peut-être estimerait-il très malheureux que tous les peuples, oubliant leurs rivalités, s'unissent dans un embrassement fraternel, et se reconnussent enfin les membres d'une seule et même famille? Voilà cependant le seul sens qu'on puisse trouver à cette ridicule accusation.

Je pourrais borner là ma réponse; car, dès ce moment, l'auteur des mémoires abandonne presqu'entièrement le rôle d'agresseur pour se défendre lui-même. Le reste de son travail sur la question du fouriérisme n'est plus qu'une sorte d'apologie de son propre caractère et de ses opinions présentes et passées entremêlée de sarcasmes et d'injures.

Toutefois je ne priverai pas le lecteur de la connaissance de ces pages singulières qui sont peut-être le plus puissant argument que je puisse opposer à notre adversaire. On pourra juger de la gravité et de la valeur des attaques par la dignité de la défense.

L'auteur, après avoir déclaré formellement qu'il n'entend pas, si on lui répond, qu'il soit dit un seul mot de la *société* ni du *phalanstère*, chose qui semble assez difficile en pareil sujet, et qu'il n'admettra dans le champ clos de la discussion, d'autres armes que de bons et solides arguments; l'auteur, dis-je, continue en ces termes :

« Je serais inexcusable de m'arrêter plus longtemps à ces billevesées phalanstériennes, si l'obligation que je me suis imposée de tout dire et la nécessité de venger ma dignité d'écrivain ne me défendaient de passer sous silence le reproche soulevé contre moi par un correspondant de la *Phalange* : « Nous avons vu, naguère, dit ce journaliste, M. Proudhon enthousiaste de la science créée par Fourier, autant qu'il a été, est ou sera, enthousiaste de toute autre chose quelconque. » Si jamais sectaires furent en droit de reprocher à autrui les variations de ses croyances, ce ne sont pas, certes, les disciples de Fourier, toujours si empressés de conférer le baptême phalanstérien aux transfuges de tous les partis. Mais pourquoi leur en faire un crime, s'ils sont de bonne foi? qu'importe à la vérité une et indéfectible la constance ou l'inconstance d'un individu? Il s'agit bien moins de

prêcher aux hommes la constance dans le préjugé que d'éclairer leurs esprits. Ne sait-on pas que tout homme est fragile et variable, que son cœur est plein d'illusions, et que ses lèvres distillent le mensonge ? *omnis homo mendax*, etc., etc.»

Jusqu'ici, et à l'exception d'une ou deux phrases peu dignes et peu mesurées sur le zèle de prolésyliste des fouriéristes que je ne saurais, d'ailleurs, ni défendre ni blâmer; car, je l'ai déjà dit, je n'en connais aucun; tout va pour le mieux. Les dernières réflexions surtout sont marquées au coin de la vérité et de la noblesse, et l'expression n'y fait pas défaut; poursuivons :

« Mais, dans un siècle d'incertitude et d'apostasie tel que le nôtre, où il importe de donner aux petits et aux faibles l'exemple de la force et de la fidélité dans les maximes, je ne dois point souffrir que l'on déshonore mon caractère d'accusateur public de la propriété : il faut que je rende compte de mes vieilles opinions.»

Certes, voilà une susceptibilité que comprend et partage tout ame élevée et indépendante. Il importe aujourd'hui plus que jamais que celui qui prétend exercer parmi les hommes une sorte d'apostolat religieux ou politique, inspire dès l'abord

à tous ce respect qui s'attache nécessairement aux grandes et fortes convictions; il faut qu'il donne le premier *aux petits et aux faibles l'exemple de la force et de la fidélité dans les maximes.*

«M'examinant donc sur cette accusation de fouriérisme, et cherchant à rappeler mes souvenirs, je trouve qu'ayant eu des relations d'étude et d'amitié avec des fouriéristes, il est possible que *j'aie été moi-même et sans le savoir partisan de* Fourier. Jérôme Lalande avait mis dans son catalogue des athées Napoléon et J. C.; les fouriéristes sont comme l'astronome Bressan; pour peu qu'un homme trouve à redire à l'état de la civilisation, et convienne de quelques-unes de leurs critiques, vite ils l'embauchent, bon gré mal gré, dans l'école*. Toutefois, *je ne me défends pas même d'avoir été fouriériste; car, puisqu'on l'affirme, il faut bien que cela soit.*» Ainsi, telle est la gravité que l'auteur apporte dans l'examen d'une théorie, qu'il ne saurait se rappeler s'il y a cru. Comment caractériser une légèreté et une inconséquence de cette nature!... Espérons donc, eu égard à la souplesse d'esprit et à la fragilité de mémoire qui caractéri-

* Je doute que l'auteur des mémoires soit un de ces esprits benins et moux qu'on puisse *embaucher bon gré malgré dans une école* quelconque.

sent l'auteur, que dans quelques années il aura oublié jusqu'à la date de ses opinions si excentriques sur la propriété ; et, qu'arrivé alors par une tout autre route à la position littéraire et sociale, à laquelle son talent d'écrivain et ses vastes connaissances lui donnent droit d'aspirer, il répondra avec autant de bonhomie et de sang-froid qu'aujourd'hui, à ceux qui lui reprocheraient son ancien rôle d'accusateur public de la propriété : Mon Dieu! après tout, il est bien *possible que, sans le savoir, j'aie été ennemi de la propriété ; car puisqu'on l'affirme, il faut bien que cela soit.*

Ce n'est pas encore tout, lecteur, écoutez plutôt. « Mais, continue l'auteur, ce que mes exconfrères ne savent pas, et qui vous étonnera sans doute, c'est que j'ai été bien d'autres choses : tour à tour protestant, papiste, arien et semi-arien, manichéen, gnostique, adamite même et préadamite, que sais-je? pélagien, socinien, anti-trinitaire, néo-chrétien, voilà pour la religion ; idéaliste, panthéiste, platonicien, cartésien, éclectique (c'est une espèce de juste milieu) ; monarchique, aristocrate, constitutionnel, babouviste et communiste, voici pour la philosophie et la politique; j'ai parcouru toute une encyclopédie de systèmes : jugez,

monsieur, s'il est surprenant qu'à travers tout cela je me sois trouvé un instant fouriériste. »

Il est impossible de s'immoler, que dis-je, de se ridiculiser de meilleure grâce et avec plus de naïveté ! Voilà de quelle manière l'auteur prétend *donner aux petits et aux faibles l'exemple de la force et de la fidélité dans les maximes.* — Le philosophe, le socialiste ont disparu; nous n'entendons plus la parole d'un homme grave et sérieux; et il ne reste ici qu'une misérable pasquinade indigne de toute attention, et qui n'a d'autre mérite que de rappeler d'une manière assez grotesque la scène de Molière, où un personnage devenu célèbre, essaie de se justifier d'une accusation par la confession de mille autres crimes :

Oui, mon frère, je suis un méchant, un coupable,
Un malheureux pécheur, tout plein d'iniquité,
Le plus grand scélérat qui ait jamais été.
Chaque instant de ma vie est chargé de souillures;
Elle n'est qu'un amas de crimes et d'ordures;
Et je vois que le ciel, pour ma punition,
Me veut mortifier en cette occasion.

Tartufe, acte III, scène VI.

Détournons les yeux de cette impudente bouffonnerie, et poursuivons :

L'auteur ajoute que, depuis l'époque de toutes ses superstitions, il est bien changé, et que désormais, à l'aide d'*une méthode de raisonnement qui exclut tout-à-fait l'erreur*, il est entré pour toujours dans le domaine de la certitude : *il ne croit plus, il sait ou il ignore* — D'accord, mais au moins devrait-il ne parler que de ce qu'il *sait*, et ne pas porter un jugement si péremptoire et si superficiel sur ce *qu'il ignore*. Le lecteur a pu juger, du reste, de *l'infaillibilité* de la méthode dans la question de l'égalité des *salaires*.

Puis l'auteur se justifie de la multiplicité de ses opinions passées par l'ignorance générale de l'espèce humaine, «et, ajoute-t-il, si mes calomniateurs eux mêmes sont réduits à l'état de *sectaires*, car ils s'appellent *fouriéristes* , serais-je seul inexcusable d'avoir, dans mon for intérieur, dans le secret de ma conscience , recommencé le voyage de la pauvre humanité? »

Les disciples de Fourier ne forment pas une *secte*, même politique; car ils ne sont la *fraction* d'aucun parti, d'aucune nuance d'opinion. Ils croient que leur maître a trouvé en dehors de toutes les combinaisons sociales appliquées jusqu'à ce jour, les véritables lois de la sociabilité humaine,

et ils appellent de tous leurs vœux la réalisation, ou du moins l'expérimentation de cette nouvelle hypothèse. Leur doctrine, vraie ou fausse qu'elle soit en réalité, a essentiellement un caractère scientifique, et par conséquent ne s'adresse qu'à la raison et à l'esprit d'examen. On pourrait beaucoup plus justement appliquer l'épithète de *Sectaire* à l'auteur des mémoires, puisqu'il représente, *lui quatrième*, comme il le dit quelque part, une nuance, *une secte* des partisans de l'égalité.

« Je suis donc loin de nier mes erreurs, continue-t-il, mais, Monsieur, ce qui me distingue ici de tous ceux qui se mêlent d'imprimer, c'est qu'ayant beaucoup varié dans mes réflexions, je ne varie pas dans ce que j'écris. »

Il nous semble cependant que l'un serait la conséquence assez naturelle de l'autre ; et le passé devrait peut-être inspirer à l'auteur plus de modestie pour ce qui regarde l'avenir.

« Aujourd'hui même, et sur une foule de choses, je suis assailli de mille opinions extravagantes et contradictoires, etc. »

Comment se fait-il que l'auteur ne songe pas à porter au milieu de ses ténèbres intellectuelles cette infaillible méthode qu'il se vantait tout-à-l'heure de posséder ?

Or, afin que le lecteur ne s'imagine pas que cet aveu n'est qu'un nouvel acte de modestie, et pour établir une certaine solidarité entre les opinions et les écrits de l'auteur, solidarité bien légitime d'ailleurs, quoiqu'il la repousse, je me permettrai de produire une nouvelle preuve des contradictions qui existent même dans les écrits de l'auteur :

«Entre l'homme et la femme, dit-il quelque part, il peut exister amour, passion, lien d'habitude et tout ce qu'on voudra ; il n'y a pas véritablement société. L'homme et la femme ne vont pas de compagnie. La différence des sexes élève entre eux une séparation de même nature que celle *que la différence des races met entre les animaux*. Aussi, bien loin d'applaudir à ce que l'on appelle aujourd'hui émancipation de la femme, inclinerais-je bien plutôt, s'il fallait en venir à cette extrémité, *à mettre la femme en réclusion.* »

Plaçons en face de cette monstruosité philosophique et sociale, qui ne permet aucun commentaire la réflexion de Fourier : On peut juger de la civilisation d'un peuple par le degré de liberté et d'influence dont jouissent les femmes.

Je ne suivrai pas plus longtemps l'auteur dans cette déplorable palinodie, ou dans cette immola-

tion du passé au présent; je ne répondrai pas non plus aux accusations toutes personnelles et dépourvues également de dignité et de raison qu'il dirige contre les membres de l'école sociétaire, et où il leur refuse tout, science, jugement, indépendance, conviction et jusqu'à la bonne foi.

Après avoir raconté comment il avait perdu foi en la doctrine de Fourier, lui qui tout-à-l'heure ne se rappelait pas y avoir cru, *nul ne sait encore* dit-il à la fin d'une tirade que nous ne prendrons la peine ni de citer ni de caractériser, « *nul ne sait encore tout ce que renferme de bêtise et d'infamie le système phalanstérien; c'est une thèse que je prétends soutenir aussitôt que j'aurai réglé mes comptes avec la propriété.* »

Espérons-donc que l'auteur se préparera à cette nouvelle attaque par une étude plus approfondie et plus calme de la théorie de Fourier, qu'il ne s'en remettra plus à sa passion et à sa haine du soin de se montrer impartial, et qu'il ne présentera plus des injures pour des arguments.

Toutefois l'auteur, malgré cette solennelle et suprême menace, se sent encore une goutte de fiel au cœur, et veut l'épancher. « On dit que les fouriéristes, ajoute-t-il, songent à quitter la France pour aller au

Nouveau-Monde fonder un phalanstère... Quand une maison menace ruine, les rats en délogent ; c'est que les rats sont des rats ; les hommes font mieux ; ils la rebâtissent......

«Restez en France, fouriéristes, si le progrès de l'humanité est la seule chose qui vous touche ; il y a plus à faire ici qu'au Nouveau-Monde : sinon, partez, vous n'êtes que des menteurs et des hypocrites. »

Il nous prend ici l'envie de construire un petit syllogisme, dans le but de réconcilier l'auteur avec cette forme d'argumentation et de mettre le lecteur en garde contre celle de l'auteur lui-même. _ De ce que les fouriéristes iraient construire un phalanstère au Nouveau-Monde, et nous savons s'ils en ont l'intention), l'auteur en conclut, qu'ils sont des menteurs et des hypocrites. — Il nous semble que c'est la conclusion diamétralement contraire qu'il faudrait en tirer ; et voici notre syllogisme :

Quiconque se dévoue pour une idée prouve, par son dévouement même, qu'il a foi en cette idée.

Or, les fouriéristes, en s'expatriant pour aller fonder un phalanstère au Nouveau-Monde, donnent à l'idée sociétaire une preuve irrécusable de dévouement.

Donc, les fouriéristes feraient preuve de conviction et de sincérité en allant en Amérique y fonder un phalanstère.

Vous voyez, Monsieur, que le syllogisme peut être utile quelquefois tout au moins pour mettre à nu la calomnie.

FIN.

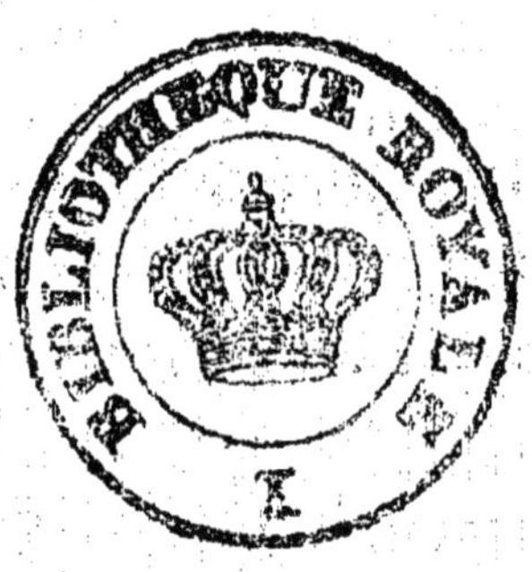

Ouvrages du même Auteur :

Note sur la Pathogénie du Pied bot congénital. — (*Archives de Physiologie*, 1871.)

Recherches sur l'Anatomie du système nerveux central et périphérique dans le Tétanos. (*Archives de Physiologie*, 1872.

SUR LA

MÉNINGITE ET LA MYÉLITE

DANS LE MAL VERTÉBRAL

RECHERCHES D'ANATOMIE ET DE PHYSIOLOGIE PATHOLOGIQUES

PAR J.-A. MICHAUD

DOCTEUR EN MÉDECINE,
LAURÉAT DE L'ÉCOLE DE MÉDECINE DE LYON,
INTERNE DES HÔPITAUX DE LYON ET DE PARIS,
LAURÉAT DES HÔPITAUX DE PARIS (médaille d'Argent, 1868).

AVEC PLANCHES

PARIS
ADRIEN DELAHAYE, LIBRAIRE-ÉDITEUR
PLACE DE L'ÉCOLE-DE-MÉDECINE
1871

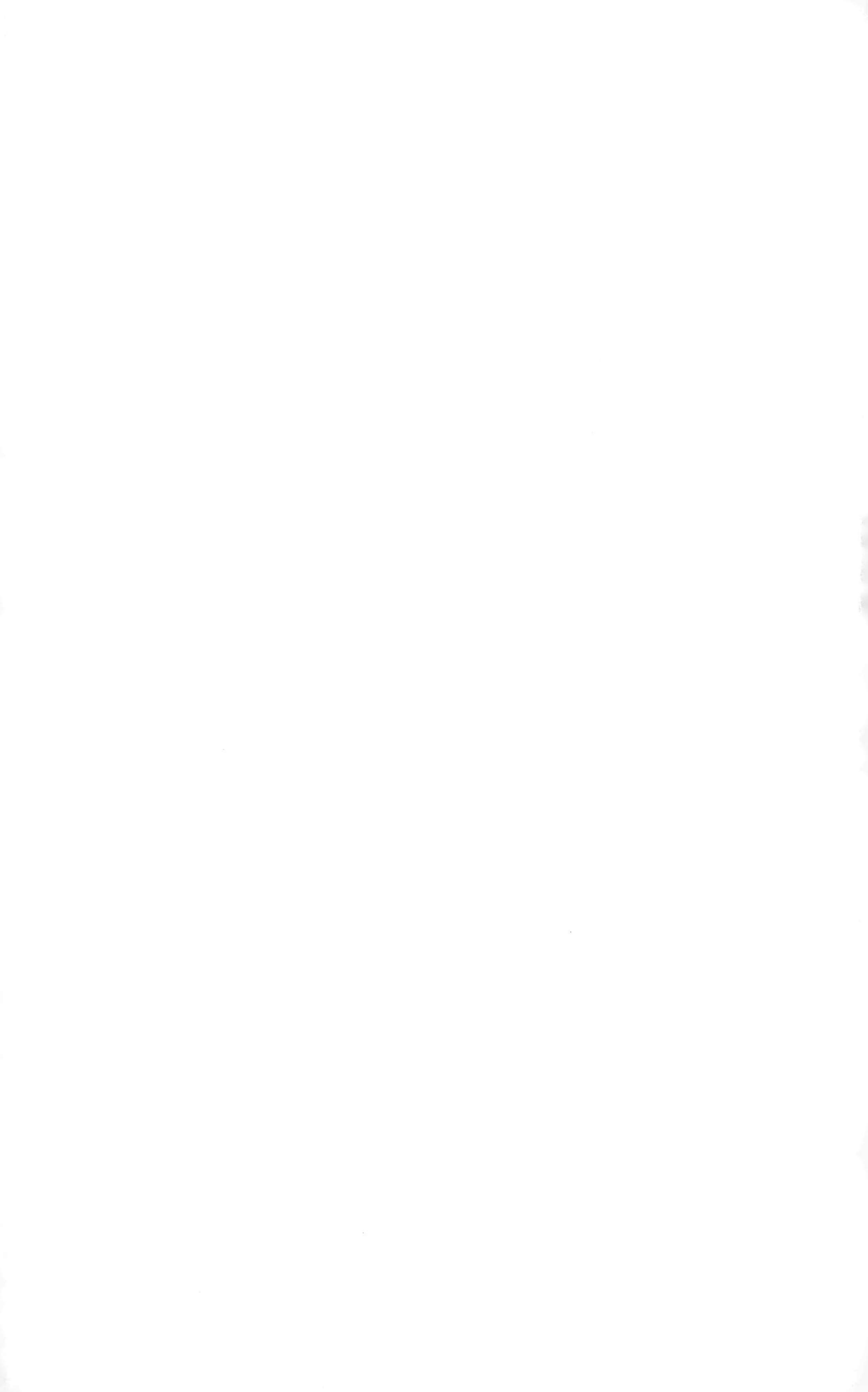

SUR LA

MÉNINGITE ET LA MYÉLITE

DANS LE MAL VERTÉBRAL.

Le mal vertébral est une de ces affections qui n'attirent plus guère, aujourd'hui, les regards de l'observateur. Son étude paraît, au premier abord, offrir peu d'attraits, si l'on veut se borner à la critique des opinions émises par les auteurs, et de grandes difficultés si l'on cherche à introduire quelques notions nouvelles dans une question tant de fois débattue. Il est, en effet, peu de maladies chirurgicales qui aient donné lieu à des travaux aussi nombreux. Tout en admettant leur importance, nous remarquons que la plupart de ces travaux ont eu pour objet les altérations articulaires et osseuses du rachis, et qu'un côté tout entier de la question est resté dans l'ombre jusqu'à ces dernières années.

Or, si la lésion osseuse est le point de départ de la maladie, c'est la lésion nerveuse qui en constitue le tableau symptomatique et qui domine, à une certaine période, toute la scène morbide.

Grâce à la diversité et à la complexité des lésions nerveuses qui surviennent dans le mal vertébral, l'observateur peut y rencontrer la plupart des problèmes dont la solution est poursuivie en ce moment, et qui donnent tant d'attrait à l'étude du système nerveux : altérations diverses de la fonction motrice et de la fonction sensitive, troubles trophiques, accidents convulsifs, phénomènes de régénération ac-

complis dans la moelle, lorsque les membres paralysés viennent à recouvrer leurs mouvements.

Tel est un aperçu bien incomplet du champ assez vaste que nous avons à parcourir. Deux années passées à la Salpêtrière, sous la direction de M. Charcot, nous avaient préparé à ce travail; ses bienveillants conseils et les matériaux précieux qu'il a mis si obligeamment à notre disposition nous ont aidé à l'accomplir. Nous le prions d'agréer l'expression de notre reconnaissance.

Nous remercions également M. Brown-Séquard des utiles renseignements qu'il a bien voulu nous donner.

Les planches qui accompagnent cette thèse sont l'œuvre de notre collègue et ami, M. Gombault, interne à la Salpêtrière. Nous le remercions de l'extrême obligeance avec laquelle il nous a prêté son concours.

CHAPITRE PREMIER

ANATOMIE PATHOLOGIQUE.

Le plan que nous nous sommes tracé n'embrasse que les lésions de la moelle épinière et de ses enveloppes. C'est donc à dessein que nous laissons de côté les altérations osseuses, et que nous abordons immédiatement l'étude du système nerveux dans le mal vertébral.

§ 1. *Enveloppes de la moelle épinière.*

La dure-mère, dans le mal vertébral, se comporte de deux façons bien différentes, suivant les conditions où elle se trouve placée. Tantôt elle reste indemne, tantôt elle acquiert un épaississement remarquable, et paraît comme recouverte d'une couche de pus caséeux. Tous les auteurs qui ont écrit sur le mal de Pott ont signalé cette altération singulière de la dure-mère; tous se sont bornés à une simple mention.

M. Wagner, de Leipsig (1), l'a rencontrée dans un cas de carie vertébrale avec lésion consécutive des nerfs et production de zona; il l'a étudiée avec soin, et en a donné une longue description à laquelle nous avons cependant à ajouter quelques détails importants.

Cet épaississement se rencontre sur la face externe de la dure-mère et à la partie antérieure de cette membrane, c'est-à-dire dans les points qui sont en rapport avec le produit pathologique d'origine osseuse. Dans un cas où nous avons pu examiner le processus morbide à son début, on voyait, sur la face externe de la dure-mère, des saillies semblables à de petites végétations, les unes isolées, la plupart confluentes et

(1) E. Wagner, Patholog. anatom. und klinisch. Beitræge zur Kenntniss der Gefassnerven, in Archiv. der Heilkunde, 4; Heft, 1870, p. 321. Je dois la traduction de cette observation à mon collègue et ami, M. Marchand.

formant par leur réunion des plaques de coloration jaunâtre ; au-dessous de ces plaques, la dure-mère paraissait saine, et l'on aurait dit qu'une couche de pus concret avait été comme déposée à sa surface. Dures et consistantes dans leur partie profonde qui adhère à la dure-mère, ces plaques sont irrégulières, friables et comme caséeuses à leur face externe qui est en rapport avec les corps vertébraux. Elles se développent d'abord dans les limites de la lésion osseuse, qu'elles ne tardent pas à dépasser, puis elles envahissent une étendue plus ou moins grande de la dure-mère ; elles peuvent exceptionnellement occuper sa totalité. C'est ainsi que, chez un enfant du service de M. Bouvier, cet épaississement était général (1).

Quelle est la nature de ce tissu pathologique? Des examens microscopiques, pratiqués à l'état frais, et des coupes faites après durcissement dans l'acide chromique, nous ont permis d'arriver à des résultats intéressants que nous allons exposer.

On voit sur les coupes, du côté de la face interne, une couche de fibres lamineuses légèrement flexueuses et disposées en faisceaux, avec quelques fibres élastiques (fig. 3, pl. I, *a*) ; c'est la dure-mère qui a conservé en ce point sa structure normale. Plus loin, les faisceaux de tissu conjonctif sont écartés les uns des autres (*b*), et l'on voit apparaître, dans les intervalles, des noyaux de 6 à 9 millièmes de millimètre de diamètre, la plupart arrondis, quelques-uns allongés et offrant les caractères des noyaux embryo-plastiques (*c*). Ils sont disposés en séries longitudinales; leur nombre augmente graduellement; les faisceaux qui le séparent s'amincissent ; bientôt on ne voit plus de fibres lamineuses. Les noyaux constituent alors l'élément principal du tissu ; ils sont mélangés à des corps fusiformes et à des cellules embryoplastiques ayant en moyenne 12 mil-

(1) Gonzalès Echéverria. Sur la nature des affections dites tuberculeuses des vertèbres. Thèse, Paris, 1860.

lièmes de millimètre de diamètre, et pourvues de un et quelquefois deux noyaux légèrement granuleux. La proportion de ces divers éléments, et, par suite, la structure de cette portion de la néo-membrane, varie d'après l'ancienneté plus ou moins grande de la lésion. Examinée près de son début, elle ne présente guère que des noyaux embryoplastiques; les cellules et les corps fusiformes sont peu nombreux et ne se rencontrent que dans les parties profondes. A une époque plus avancée, on voit des corps fusiformes disséminés dans toute l'épaisseur de cette couche de nouvelle formation, qui présente un aspect nettement fibrillaire.

Vers la superficie, les noyaux, plongés dans une substance amorphe finement granuleuse, deviennent eux-mêmes très-granuleux, se ratatinent, et forment une masse analogue aux masses dites tuberculeuses (*h*).

En résumé, on peut distinguer dans les coupes trois couches qui sont, de dedans en dehors : 1° une portion saine de dure-mère; 2° une couche moyenne constituée par le tissu fibreux de la dure-mère, et par des éléments nouveaux développés dans les interstices de ce tissu; 3° une couche périphérique constituée principalement par des noyaux et des cellules embryoplastiques entremêlés de corps fusiformes. Ces éléments sont en voie de développement dans la partie profonde, en voie de régression granulo-graisseuse à la superficie.

D'après M. Wagner, la couche formée de noyaux serait complétement dépourvue de vaisseaux. La figure 3, pl. I, montre qu'au contraire, elle possède des capillaires nombreux, les uns flexueux, les autres en anse; ces capillaires (*g*) partent de vaisseaux plus volumineux situés à la limite des couches moyenne et externe, et se dirigent vers la périphérie qu'ils n'atteignent jamais; il reste là une zone de peu d'épaisseur, complétement privée de vaisseaux (*h*).

Quelle est, en définitive, la nature de cette lésion?

M. Wagner la considère comme le résultat d'un processus

inflammatoire simple, qui serait consécutif au processus tuberculeux de la partie externe. Pour nous, ce qui nous frappe le plus dans la lésion que nous venons de décrire, c'est son analogie de structure avec les végétations, les bourgeons charnus, les fongosités. Nous pensons qu'il faut voir là une inflammation de la dure-mère, avec développement de végétations sur la surface externe et altération caséeuse consécutive, des éléments les plus superficiels, qui sont placés hors de la sphère des vaisseaux, et se trouvent en rapport avec le pus caséeux des vertèbres.

Le nom de *pachyméningite externe* que nous proposons nous paraît indiquer assez bien la nature et le siége de cette inflammation.

Dans la grande majorité des cas, l'altération reste limitée aux couches externes; mais on conçoit que, dans certains cas, le processus inflammatoire puisse retentir jusque sur la face interne de la dure-mère. Chez un malade, dont M. Vulpian a bien voulu nous remettre l'observation et les pièces pathologiques (obs. 5), la face interne de la dure-mère, au lieu d'être lisse et polie, était recouverte d'une pseudo-membrane grisâtre, où le microscope montra un fin réseau vasculaire renfermant dans ses mailles des éléments du tissu conjonctif à l'état embryonnaire. Mais c'est là un fait accidentel, et les couches externes de la dure-mère restent, dans tous les cas, le siége de l'altération principale.

Les conditions dans lesquelles se produit cette pachyméningite ne sont pas un des côtés les moins intéressants de la question. Nous avons dit plus haut que la dure-mère est saine dans certains cas, et qu'elle s'épaissit dans d'autres. Pourquoi cette différence?

En examinant une série de pièces pathologiques, nous avons cru remarquer que deux conditions étaient indispensables pour produire cette lésion de la dure-mère : 1° l'existence d'un foyer rempli de matière caséeuse au sein des vertèbres

érodées; 2° l'ulcération du ligament vertébral postérieur. Le pus caséeux se met alors en contact avec la dure-mère, irrite directement sa face externe et y détermine la formation des plaques végétantes.

L'irritation de cette membrane, par un angle osseux ou par une esquille, paraît insuffisante pour amener son inflammation et son épaississement.

Cette inflammation chronique de la dure-mère peut aboutir à la formation de petits abcès dans son épaisseur; on les voit très-facilement à l'œil nu, sur des coupes.

L'examen microscopique démontre qu'ils sont bien interstitiels, et qu'à ce niveau la dure-mère a été comme dédoublée.

Lorsque les noyaux embryoplastiques accumulés en un point, viennent à subir, dans la profondeur de la néo-membrane, l'altération granulo-graisseuse qu'ils présentent à la surface, il en résulte la formation de masses caséeuses plus ou moins considérables. Telle est l'origine des abcès interstitiels. Plus tard, la matière caséeuse se ramollit et devient fluide, alors des leucocytes s'y développent en plus ou moins grand nombre.

Ces particularités, en faisant comprendre l'épaississement quelquefois considérable de la dure-mère, nous font prévoir le rôle capital qu'elle joue dans la compression de l'axe médullaire.

Il nous reste à étudier cette néo-membrane arrivée au dernier terme de son évolution. Une pièce que nous devons à l'obligeance de notre collègue, M. Pierret, nous a permis de l'étudier chez une femme qui était guérie de sa paraplégie depuis plusieurs années.

Les plaques végétantes occupaient une grande étendue de la dure-mère; à la coupe, elles étaient dures, hyalines, et comme fibro-cartilagineuses. A l'examen microscopique on trouve, dans la couche la plus profonde de la néo-membrane, du tissu osseux véritable en voie de développement. L'aspect

que présentent ces coupes rappelle les figures dessinées dans les *Eléments d'histologie* de Kölliker, à propos de l'ossification des os de la voûte du crâne (1), à côté du tissu fibreux, on voit des cellules qui ont de l'analogie avec les cellules de cartilage (blastème d'ossification), puis des îlots irréguliers de tissu osseux avec ses ostéoplastes, envahissant çà et là le tissu fibreux, et circonscrivant des espaces remplis d'éléments cellulaires.

Cette ossification de la dure-mère spinale qui a été signalée déjà par Ollivier (d'Angers), Andral, etc., mais qui est, en définitive, un fait assez rare, n'a pas lieu de nous étonner beaucoup, depuis que les expériences d'Ollier ont démontré la propriété ostéo-plastique de la dure-mère crânienne.

A l'étude de la dure-mére se rattache celle des petits filets nerveux qui la traversent. Quand la dure-mère a subi l'altération que nous venons de décrire, il est rare que les racines nerveuses ne soient pas comprimées et atrophiées dans l'étendue de la lésion méningienne. On les trouve quelquefois réduites, comme le dit M. Bouvier, à de simples filets à peine distincts de l'enveloppe fibreuse épaissie que leur fournit la dure-mère.

Le microscope montre alors l'existence d'une névrite avec dégénérescence granulo-graisseuse. Chez un de nos malades, l'étude des racines nerveuses, faite successivement par dissociation et sur des coupes embrasssant les deux racines réunies avec leur gaîne, a permis de constater l'atrophie des tubes nerveux, avec production de noyaux nombreux et état granulo-graisseux. L'aspect des nerfs au microscope était absolument le même que celui des racines postérieures dans l'ataxie locomotrice; seulement, la névrite était également marquée sur les racines antérieures et sur les postérieures.

Ajoutons, pour terminer, que les ganglions spinaux eux-mêmes peuvent offrir des altérations de structure dans le mal

(1) Kölliker. Éléments d'histiologie humaine. 2e édition française. Paris 1869, p. 303.

de Pott. Dans le cas de M. Wagner, les ganglions du côté gauche étaient entourés par le pus caséeux; ils présentaient une hypertrophie énorme, et l'examen microscopique montra qu'ils avaient subi l'état graisseux à un haut degré. Dans les espaces intercostaux correspondant au développement du zona, les cellules ganglionnaires avaient disparu; les alvéoles qui les renferment ne présentaient que des amas jaunâtres, solubles dans l'éther.

Les altérations de la pie-mère ne sont pas rares dans le mal vertébral; ces altérations, liées plus intimement à celles de la moelle, trouveront leur place naturelle quand nous parlerons des lésions de ce cordon.

2° *Moelle épinière.*

La plupart des auteurs qui ont écrit sur le mal de Pott ont presque complétement négligé l'étude des altérations médullaires. Louis, devinant le rôle que devaient jouer ces lésions dans l'évolution de la maladie, avait dirigé ses investigations de ce côté; il signale comme existant dans la plupart des cas de mal de Pott avec paralysie, le ramollissement de la moelle, au niveau du point comprimé (1).

D'autres auteurs depuis ont noté tantôt l'induration, tantôt le ramollissement de la moelle, tantôt l'absence de lésions. On comprend toute l'insuffisance des examens pratiqués à l'œil nu, quand on sait que la moelle peut être altérée profondément, sans présenter aucune modification de consistance ou de coloration.

Dans ces dernières années, la moelle, dans le mal de Pott, a été étudiée par Turck, Charcot, Bouchard, surtout au point de vue des dégénérations secondaires. Les travaux de ces auteurs ont fait connaître les caractères généraux des myélites

(1) Mémoires et recherches pathologiques sur diverses maladies. Paris, — Mémoire sur l'état de la moelle dans la carie vertébrale, 1826.

par compression, caractères qui peuvent se résumer dans la formule suivante : au point comprimé, il se produit un foyer de myélite ; au-dessus se développe une sclérose ascendante des cordons postérieurs ; au-dessous, une sclérose descendante des cordons latéraux.

Sans doute la découverte des lois qui président aux dégénérations secondaires marquait un progrès important dans l'anatomie pathologique du mal de Pott, et ouvrait des aperçus nouveaux sur la physiologie pathologique de cette affection. Mais le tableau ainsi présenté est loin d'être complet ; il manque un grand nombre de traits importants. Comment débute l'altération médullaire ? Quels sont les caractères de cette altération au point comprimé ? Enfin, quelles modifications s'opèrent dans la moelle, lorsque la paraplégie guérit malgré la persistance de la gibbosité ?

Voilà les principales questions dont la solution n'était pas encore connue. Le sujet était, on le voit, assez étendu. Nous nous sommes efforcé de remplir aussi complétement que possible la tâche que nous avons entreprise, en recueillant des matériaux nombreux, chez des adultes, à la Salpêtrière, et chez de jeunes sujets, à Sainte-Eugénie, et à l'hôpital des Enfants-Malades.

Nous avons pu ainsi étudier la moelle épinière à toutes les phases de la maladie : 1° au début même de l'affection et avant que la paralysie soit bien marquée ; 2° lorsque le malade meurt avec une paralysie complète ; 3° lorsque le malade, guéri de sa paraplégie, meurt d'une affection intercurrente.

1° La moelle épinière, chez l'homme, ne paraît pas offrir aux causes d'irritation cette résistance que l'on observe chez les animaux. Une compression, une irritation même légères paraissent suffire à y déterminer les altérations de la myélite. Nous avons pu vérifier ce fait chez un enfant de l'hôpital Sainte-Eugénie (voir l'observation 1, que nous devons à l'obligeance de notre excellent collègue Cazalis). Dans ce cas, la gibbosité était de date récente, et l'enfant n'offrait pas encore

de paraplégie réelle. La moelle épinière ne paraissait pas avoir subi de compression bien grande; elle avait conservé son volume et sa consistance normales.

Cependant, examinée au microscope à l'état frais, elle présenta tous les caractères de la myélite ; un recticulum fibrillaire avec des noyaux ; des corps granuleux libres ou dans la gaîne des vaisseaux, etc. Sur les coupes on put voir les tubes nerveux séparés par un recticulum offrant çà et là des noyaux et un nombre considérable de fibrilles, qui, étant coupées en travers, apparaissaient comme un fin piqueté. Ces préparations fournirent aussi la démonstration de deux faits importants : 1° la lésion est générale ; elle occupe toute l'épaisseur du cordon médullaire, et elle est aussi marquée dans les cordons postérieurs que dans les antérieurs qui cependant ont dû être refoulés les premiers ; 2° cette myélite, tout en apportant quelques modifications à la structure de la moelle, n'y détermine cependant pas des altérations profondes, ainsi qu'on le voit dans les scléroses avancées. Elle n'abolit donc pas dès le début les fonctions de l'axe spinal, qui peuvent continuer à s'exercer, pendant un temps variable. Ce fait, important à constater, nous explique l'erreur commise par Holmes.

« Il est remarquable, dit cet auteur, que la moelle épinière est plus rarement affectée dans la carie vertébrale, qu'on ne pourrait le croire au premier abord» (1). Il en donne pour raison l'affaissement de la colonne osseuse, qui chasse le pus en avant, et la situation de ce cordon dans le segment postérieur du canal rachidien. C'est là, croyons-nous, une erreur. Dans les cas d'affaissement des vertèbres, la myélite est la règle ; elle peut exister sans donner lieu immédiatement à de la paralysie; et à l'autopsie, elle échappe à l'observateur qui se contente d'un examen à l'œil nu.

(1) Inclusion of the spinal Chord in Caries of the Spine. In Holmes, a System of Surgery.

Avant d'aborder l'étude de la moelle chez les individus complétement paraplégiques, il importe de dire quelques mots des altérations médullaires que l'on peut rencontrer dans les cas où les douleurs sont le symptôme prédominant. Des pièces pathologiques que nous devons à M. Vulpian nous ont permis d'étudier ces altérations dans un cas remarquable de mal de Pott, à forme névralgique. Le sujet de l'observation était comdamné à l'immobilité, non par suite de paraplégie réelle, mais parce que la station debout, la marche, rendaient ses douleurs intolérables (obs. 5).

Les racines nerveuses comprimées à leur passage dans la dure-mère épaissie présentèrent de la névrite avec altération granulo graisseuse des tubes nerveux. Des coupes de moelle faites dans la région correspondante montrèrent dans les cordons postérieurs des traînées de sclérose, formant trois faisceaux principaux un médian et deux latéraux (pl. III, fig. 3). Ces deux derniers étaient situés sur le trajet des filets radiculaires internes, comme cela s'observe dans l'ataxie locomotrice. Il est probable que les douleurs fulgurantes accusées par le malade à l'épigastre et aux reins reconnaissaient pour cause cette disposition anatomique.

Quant au développement de cette forme de myélite dans ce cas particulier, on peut se demander si elle est le résultat de la compression que subit la moelle, ou d'une propagation de l'inflammation transmise par les racines nerveuses. Cette seconde opinion nous paraît la plus plausible ; elle rend mieux compte du siége spécial et bien limité des tractus de sclérose qui suivent les fibres intra-médullaires des racines postérieures.

Au-dessous, se rencontrait une autre disposition anatomique qui mérite d'être signalée; la myélite occupe la partie antérieure des cordons postérieurs et s'étend dans la substance grise qui est désorganisée surtout à gauche. Nous pensons que la parésie du membre inférieur gauche, et les douleurs

violentes dont il était le siége doivent être attribuées à cette altération. Nous reviendrons plus loin sur ce point.

2° Lorsque les malades meurent avec une paraplégie complète, la partie comprimée est le siége d'altérations profondes, qui se distinguent par certains caractères spéciaux des autres formes de sclérose, et même de celles qui sont déterminées par toutes les causes de compression autres que le mal de Pott.

La moelle conserve quelquefois son volume; souvent elle est rétrécie ; ce rétrécissement peut aller jusqu'à la réduire à la cinquième partie de sa surface normale de section. La sclérose est souvent plus marquée d'un côté que de l'autre; on observe aussi fréquemment, et c'est là un des traits principaux de cette altération, l'atrophie d'une des moitiés latérales; cette atrophie, dans un de nos cas, a été assez prononcée pour faire disparaître à peu près complétement une moitié latérale de la moelle (fig. 2, pl. II). La substance nerveuse, n'est pas seulement comprimée par le tissu scléreux ; elle est tortueuse, contournée en différents sens; on dirait qu'elle a été entraînée par le tissu conjonctif de nouvelle formation, qui forme çà et là, dans la substance blanche, de véritables tourbillons de sclérose.

Le substance grise ne peut rester indemne au milieu de ces altérations; les cornes antérieures sont refoulées, atrophiées, coupées en deux, etc , mais on observe toujours la persistance de quelques groupes cellulaires, malgré le degré avancé de la lésion.

Les figures 1, 2, 3, 4, pl. II, offrent quelques exemples remarquables de ces altérations. La figure 4 montre que la pie-mère peut participer à la lésion, et subir un épaississement partiel, ce qui donne lieu à une méningo-myélite. Dans la figure 3, on voit la corne antérieure du côté droit coupée en deux; la partie antérienre de cette corne est complétement isolée du reste de la substance grise.

La figure 1 représente une coupe de moelle dont la partie latérale gauche est considérablement hypertrophiée ; le sil-

lon postérieur, par suite de ce refoulement, a subi une déviation énorme.

Dans la figure 2, où le rétrécissement de la moelle a été pour ainsi dire, porté à sa dernière limite; on ne trouve plus que des vestiges du cordon antéro-latéral droit; les cornes antérieures et postérieures de ce côté ont disparu.

Tels sont les principaux caractères de la myélite au point comprimé ; cette altération peut, dans des cas rares à la vérité, rester confinée en ce point, sans déterminer la production de scléroses consécutives dans la moelle. Nous avons trouvé un exemple de ce genre, chez un enfant complétement paraplégique, dont la moelle fortement sclérosée en un point n'a pas offert de dégénérations secondaires. Mais, c'est là une exception; et ces altérations consécutives s'observent dans la grande majorité des cas.

Au-dessous du foyer principal, si l'on étudie l'altération médullaire sur des coupes successives, on voit la sclérose quitter peu à peu les cordons antérieurs et postérieurs, et se limiter aux cordons latéraux. Elle occupe habituellement la partie postérieure de ces cordons, comme les dégénérations consécutives aux lésions du cerveau. Elle est généralement plus accusée d'un côté que de l'autre (pl. 3, fig. 1, *efg*).

Au-dessus du point comprimé, il se produit une dégénération ascendante qui occupe les cordons postérieurs (pl. III, fig. 1, *abc*). Cette dégénération, étendue d'abord à toute l'épaisseur de ces cordons, se réduit peu à peu, à mesure qu'on s'élève ; elle prend la forme d'un triangle très-allongé, dont le sommet s'avance quelquefois jusqu'à la commissure grise; ce triangle s'effile de plus en plus, et cesse d'exister quand on arrive au bulbe. Il n'est pas rare de voir la slérose s'élever du point malade directement dans les cordons latéraux; mais en général elle ne tarde pas à s'effacer, et n'arrive pas à une grande hauteur. Dans certains cas où la compression a lieu au niveau des premières vertèbres dorsales, elle peut s'élever jusqu'au renfle-

ment cervical, et alors elle donne lieu à des symptômes spéciaux du côté des membres supérieurs.—La lésion des cordons latéraux au-dessus du point comprimé peut encore être le résultat d'une diffusion de la sclérose postérieure qui s'étend d'arrière en avant dans les cordons latéraux, ou d'une enflammation de la pie-mère, qui a son origine au point rétréci, et qui, de là, s'élève à une hauteur variable en formant autour de la moelle une sclérose annulaire (pl. III, fig. 4).

Enfin on peut observer un fait encore plus rare que les précédents, c'est l'existence, au-dessus de la lésion, d'une sclérose latérale sans sclérose postérieure. Une autopsie que nous avons pu faire à l'hôpital des Enfants, grâce à l'extrême obligeance de notre collègue M. Dejeanne, nous en a fourni un exemple remarquable. La carie occupait les premières vertèbres lombaires; la moelle épinière a subi dans la région correspondante une sclérose avec déformation réprésentée dans la figure 1, pl. II. Cette altération est surtout prononcée à gauche. A partir de ce point, il s'est produit une dégénération ascendante dans les cordons latéraux, beaucoup plus marquée à gauche qu'à droite, dégénération qui s'étend jusqu'à la région cervicale, où elle atteint son maximum (fig. 2, pl. III).

En résumé, l'examen de la moelle épinière dans quelques cas de mal de Pott, nous montre qu'à côté de la disposition ordinaire des dégénérations, il peut se produire des variations assez nombreuses qui s'éloignent du type habituel. Ces variations, importantes à connaître relativement à l'interprétation des symptômes, ne le sont pas moins au point de vue de la pathogénie des dégénérations elles-mêmes.

Turck, on le sait, les avait attribuées à l'inactivité fonctionnelle; théorie inacceptable, car l'inertie fonctionnelle du membre inférieur n'amène pas une altération analogue. M. Bouchard assimilant les dégénérations de la moelle à celles que subissent les nerfs après les sections, attribua l'altération des centres nerveux à leur séparation des centres trophiques, situés dans l'encéphale pour les cordons latéraux, dans la partie

inférieure de la moelle pour les cordons postérieurs. Mais comme l'ont déjà fait remarquer M. Vulpian et M. Charcot, l'expérimentation sur les animaux a profondément ébranlé cette théorie, en montrant que les dégénérations secondaires, à la suite des sections ou des ponctions de la moelle, ne sont qu'un phénomène contingent, et qu'elles tiennent moins à une texture préétablie, qu'à l'éventualité de l'inflammation. Le fait que nous venons de citer, de sclérose ascendante dans les cordons latéraux, plaide en faveur de cette dernière hypothèse. En effet, pour faire cadrer ce fait avec la théorie des centres trophiques, on serait réduit à admettre que dans ce cas les centres trophiques des cordons latéraux étaient situés dans la partie inférieure de la moelle, au-dessous de la lésion. Il nous semble bien plus rationnel de voir dans ce cas particulier une myélite développée primitivement en un point des cordons latéraux, et qui s'est propagée au loin, en suivant ce système de fibres. Nous pensons toutefois que l'on ne peut pas rejeter d'une façon absolue l'influence de la séparation des tubes nerveux de ce que l'on a appelé leurs centres trophiques. C'est à cette influence, s'exerçant d'une façon encore peu connue jusqu'ici, qu'il faut attribuer cette localisation si fréquente des dégénérations secondaires dans les cordons postérieurs au-dessus de la lésion, et au-dessous, dans les cordons latéraux.

Mais les exceptions assez nombreuses observées par M. Vulpian, et M. Westphall, chez les animaux; celles que nous avons rencontrées dans le mal de Pott; telles que : l'absence de dégénération secondaire, le siége de dégénérations ascendantes dans les cordons latéraux, ou dans les cordons antérieurs (Westphall), ne se conçoivent bien que si l'on adme l'intervention d'un processus irritatif ayant une marche indépendante; de la myélite en un mot, qui peut faire défaut, ou rester limitée en un point qu'elle ne dépasse pas, ou bien encore, se propager d'une façon systématique le long d'un faisceau nerveux, abstraction faite de toute influence trophique.

Tels sont les principaux caractères des altérations que subit le cordon médullaire dans le mal de Pott.

« Il est très-remarquable, dit Hasse (1), qu'au milieu de ces lésions si graves, il peut survenir des aggravations, des amendements, des guérisons, sans qu'on ait pu jusqu'ici analyser la cause de ces phénomènes. » En effet, lorsque les individus affectés de mal de Pott, viennent à recouvrer les mouvements dont ils ont été privés longtemps, et meurent d'une affection étrangère à la carie vertébrale, les modifications que présente la moelle sont peu frappantes au premier abord, et M. Charcot a pu émettre cette assertion dans son cours : étant données les moelles de deux sujets dont l'un serait mort en pleine paralysie, et dont l'autre aurait succombé après avoir recouvré les mouvements, il est fort difficile, si non impossible, de les distinguer l'une de l'autre (2).

Après la guérison de la paraplégie, le rétrécissement de la moelle, son atrophie partielle persistent; la sclérose est toujours très-apparente, ainsi que les dégénérations secondaires. La figure 2, pl. II, en offre un bel exemple; on voit là, portés à un degré extrême, tous les caractères que nous avons assignés à la myélite du mal de Pott. La moelle est réduite au cinquième de son volume, la substance blanche est sclérosée; la substance grise est réduite à une corne antérieure fortement atrophiée, et cependant la malade marchait! Après une certaine période de paralysie avec contracture, les mouvements s'étaient rétablis, et la malade était guérie de la paraplégie depuis cinq ans, lorsqu'elle mourut à la suite d'une coxalgie (voir l'observation 3).

Au lieu d'accepter, comme un fait démontré, cette contradiction entre les symptômes observés pendant la vie, et les lésions trouvées après la mort, nous pensâmes qu'elle devait être plus apparente que réelle, et nous en cherchâmes l'explication dans une étude plus approfondie des altérations que su-

(1) Virchow's Handbuch, etc. Nervenkrankh, 1869, p. 735.
(2) Comptes-rendus de la Soc. de biologie, 1870.

bissent les conducteurs nerveux au milieu des parties rétrécies.

Pour cela, nous avons examiné avec la plus grande attention, les caractères de la myélite, et l'état des tubes nerveux, lorsque la paraplégie est complète, et lorsque les mouvements se sont rétablis.

De cette comparaison, il ressort clairement pour nous, que les caractères intimes de la myélite diffèrent dans les deux cas, et que l'organe indispensable à la transmission motrice, le tube nerveux, présente, dans le cas de paraplégie, des altérations graves qui n'existent pas dans le cas contraire. Il suffit pour s'en convaincre de comparer les deux figures 1, 3, pl. I, dessinées d'après nature. La figure 1 représente les détails microscopiques de la myélite du mal de Pott, avec paraplégie actuelle. Des faisceaux de tissu conjonctif (*a*) partant des vaisseaux (*c*), traversent, çà et là, la moelle, et se continuent avec le réticulum épaissi qui sépare les tubes nerveux. La lésion de ces éléments est le fait capital; la myéline, profondément altérée, est transformée en corps granuleux (*f*), que l'on voit accumulés dans les gaînes (*e*). En quelques points, ces amas ont produit des dilatations, qui présentent l'aspect de vacuoles disséminées çà et là (*g*). Tantôt le cylindre d'axe se retrouve encore dans ces espaces, où il est refoulé sur le côté (*h*); tantôt au contraire, il a disparu, enlevé probablement par les manipulations que la coupe de moelle a dû subir pendant la préparation. D'autres tubes nerveux présentent une atrophie simple du cylindre de myéline, et se trouvent pressés les uns contre les autres.

Si maintenant l'on examine par comparaison, la fig. 2, pl. I, qui n'est qu'une partie du cordon antéro-latéral de la coupe (2, pl. II) examinée à un fort grossissement, on trouvera au milieu d'un réticulum notablement épaissi par places (*a*), des tubes nerveux de différents volumes; un assez grand nombre de ces tubes sont minces (*c*); les autres mieux développés (*b*) rappellent tout à fait l'état normal par leur aspect; la myéline ne présente nulle part d'altération.

On voit donc qu'une différence profonde existe entre les altérations de ces deux moelles. Dans le premier cas, il s'agit d'une sclérose fibreuse, ou trabéculaire, avec destruction des tubes nerveux. Dans le deuxième cas, nous trouvons une sclérose fibrillaire et des tubes nerveux sains, dont quelques-uns seulement sont plus minces qu'à l'état normal.

Entre ces deux états, la moelle doit nécessairement passer par une phase de régénération. Il nous paraît vraisemblable que la graisse disparaît progressivement, et que la myéline se reconstitue dans les gaînes anciennes qui persistent avec leur cylindre axile; il n'y aurait donc pas formation de tubes nouveaux, mais seulement régénération de la myéline dans les tubes anciens, dont quelques-uns recouvrent leur volume primitif, tandis que les autres restent plus petits.

La physiologie expérimentale semble avoir résolu par l'affirmative cette question de la régénération du tissu médullaire. Arnemann, Flourens, ayant sectionné, sur des chiens, la moelle en travers, ont vu au bout d'un temps variable, les mouvements se reproduire. Ces résultats, d'après M. Vulpian, ne doivent être admis qu'avec des réserves, car la section peut avoir été incomplète. Les faits annoncés par M. Brown-Séquard méritent plus de confiance; cet expérimentateur a vu les mouvements se rétablir au bout de quelque temps, chez des pigeons auxquels il avait sectionné la moelle.

Chez l'homme, MM. Vulpian et Charcot, ayant observé, dans l'ataxie locomotrice, des fibres nerveuses plus petites et qui paraissaient embryonnaires, avaient cru à la régénération du tissu nerveux détruit. Mais le doute plane encore sur cette question. On ne comprend guère en effet cette régénération dans une maladie essentiellement progressive, comme l'ataxie locomotrice, qui n'offre pas habituellement dans sa marche ces améliorations et ces guérisons que l'on observe dans le mal de Pott. Dans cette dernière affection, l'altération médullaire est subordonnée jusqu'à un certain point à la lésion osseuse; si celle-ci guérit, celle-là n'a plus de raison de pro-

gresser ; elle subit un temps d'arrêt, puis elle tend à se réparer. Alors se passent les phénomènes intimes de rénovation moléculaire et de régénération, qui se manifestent au dehors par le retour des fonctions.

CHAPITRE II.

PATHOGÉNIE. — CAUSES DE LA PARALYSIE DANS LE MAL DE POTT, ET DANS LES MYÉLITES PAR COMPRESSION.

Les détails qui précèdent nous permettent de conclure que la cause de la paraplégie dans le mal vertébral réside habituellement dans les altérations que subit la moelle épinière, au point comprimé.

On doit cependant se poser la question suivante : La paraplégie ne peut-elle pas être dans quelques cas, le résultat de causes agissant mécaniquement, telles que la flexion de la moelle, ou la compression simple de cet organe par une tumeur? On sait que Boyer faisait dépendre ce symptôme de la flexion brusque qu'éprouve la moelle dans le point de la courbure angulaire de l'épine, du tiraillement qui en résulte, etc. On sait également que la compression de la moelle, sans altération histologique de cet organe, a été souvent invoquée par les anciens chirurgiens. Cette opinion a été remise en honneur par M. Brown-Séquard. Se fondant sur ce fait que la substance grise n'est pas excitable à l'état normal, et ne peut déterminer des sensations périphériques et des mouvements spasmodiques, que lorsqu'elle est enflammée, cet auteur assigne comme symptômes à la compression simple : le sentiment de resserrement, la douleur pseudo-névralgique ou fourmillement, localisés dans les points du corps qui reçoivent leurs nerfs de la partie comprimée (1). Ces symptômes peuvent

(1) Leçons sur le diagnostic et le traitement des principales formes de paralysie des membres inférieurs, par Brown-Séquard, Paris, 1864.

exister, s'il y a myélite; dans toutes les régions inférieures avec les mouvements spasmodiques, la rigidité, etc. — On doit admettre, au point de vue théorique, cette distinction, fondée sur un fait physiologique vrai, l'inexcitabilité de la moelle épinière à l'état normal. Mais si nous envisageons le côté clinique de la question, avant de porter un jugement sur le rôle de la compression simple, il importe de diviser les cas de compression de la moelle, en deux catégories bien tranchées, suivant que la cause mécanique agit rapidement ou lentement.

1° Des faits nombreux prouvent que la compression peut amener la paraplégie avant que la myélite ait eu le temps de se développer. Ceci s'observe dans les cas de compression brusque et rapide; dans les fractures de l'épine, lorsqu'un fragment osseux est refoulé dans le canal rachidien; dans les tumeurs blanches atlo-axoïdiennes, lorsque l'apophyse odontoïde déplacée dans un mouvement brusque vient comprimer le cordon médullaire; dans certains cas rares, où l'on voit une collection liquide formée au dehors, faire tout à coup irruption dans le canal vertébral. La moelle peut être seulement comprimée, ou en même temps contuse et déchirée. Dans tous les cas, la myélite n'existe pas encore, et les phénomènes paralytiques sont bien évidemment le résultat de la compression.

La flexion exagérée de la moelle épinière paraît déterminer les mêmes symptômes, lorsqu'elle se produit instantanément, M. Brown-Séquard nous a cité à ce propos le fait suivant qu'il a observé à Boston :

Un individu affecté depuis quelque temps déjà d'un mal de Pott dorsal, vit sa colonne vertébrale s'affaisser subitement sous l'influence d'un effort; la paraplégie fut instantanée. M. Brown-Séquard, mandé auprès du malade, fit construire un appareil prothétique qui avait pour effet de redresser légèrement et de soutenir la colonne vertébrale. L'application de cet appareil fut suivi d'une prompte disparition de la paraplégie, dont la durée n'excéda pas vingt-cinq heures.

Ainsi, dans les cas particuliers dont nous venons de parler, il ne peut y avoir de doute sur le rôle de la compression et de la flexion.

2° Mais lorsque la moelle épinière est comprimée d'une façon lente et progressive, comme cela s'observe habituellement dans le mal de Pott et dans les tumeurs des méninges, et qu'après un temps plus ou moins long, les phénomènes paralytiques apparaissent, nous affirmons, sans hésiter, que la cause de la paralysie, c'est la myélite par compression. M. Brown-Séquard nous a objecté que la flaccidité que l'on observe au début de cette paralysie ne peut s'accorder avec une inflammation de la moelle, qui tend toujours à s'accompagner de convulsions toniques; et indique plutôt l'existence d'une compression simple. Mais l'objection perd de sa force, en présence des observations microscopiques qui montrent d'une part, les altérations de la myélite dans le mal vertébral, alors que la faiblesse des membres commence seulement à se manifester, et d'autre part, l'existence de myélites partielles, chez des malades dont la paraplégie offrait les caractères de la flaccidité. La contracture dans le mal de Pott arrive habituellement à une certaine période de la maladie, et paraît en rapport avec le développement de la sclérose des cordons latéraux. Pourquoi ne se montre-t-elle pas dès le début, malgré l'existence de la myélite ? C'est une question à laquelle il nous paraît difficile de trouver une réponse satisfaisante.

Nous sommes convaincu que par un examen histologique convenablement pratiqué, l'on pourra toujours constater les caractères de l'altération médullaire dans les cas où la paraplégie sera survenue à la suite d'une compression lente. Aussi, nous concevons des doutes très-sérieux sur la valeur de l'examen microscopique pratiqué par les auteurs qui rapportent des cas de paraplégie par compression lente, sans myélite.

Citons en abrégé une observation de M. Mannkopf :

(1) Berliner, klin. Wochens, t. I, p. 34.

Un abcès comprimait la moelle à droite. La moelle n'était nullement ramollie, nullement altérée histologiquement. L'auteur voit là un cas de compression simple, sans myélite. Or, contrairement à ce que dit M. Brown-Séquard, le malade présentait, outre la parésie :

1° Des sensations anormales excentriques;

2° Des crampes toniques dans les membres.

Pour nous, il s'agit là, très-probablement, non pas d'une compression sans myélite, mais d'une myélite par compression. M. Mannkopf, en effet, oublie de dire de quelle façon a été pratiqué l'examen histologique de la moelle; si cet examen n'a été fait qu'à l'état frais, il ne serait pas étonnant que l'auteur ait pu laisser passer inaperçues des altérations même très-marquées, que des coupes eussent montrées avec la plus grande netteté.

Pour ce qui concerne le mal de Pott en particulier, nous avons vu que la myélite est précoce dans son développement, qu'elle peut même précéder la paralysie; dès lors, il ne reste à la compression simple qu'un rôle bien secondaire à jouer, en tant que cause directe de la paraplégie.

L'abolition des mouvements volontaires succède, donc, comme nous l'avons dit, à la myélite, qui est elle-même le résultat de la compression.

Il nous reste à examiner quels sont les agents de cette compression. Notre but n'étant pas, dans ce travail, d'étudier les altérations osseuses de l'épine, nous nous bornerons à mentionner simplement les diverses conditions pathologiques, dans lesquelles la moelle peut se trouver placée. Sans nier, d'une façon absolue comme l'a fait Nichet, la compression directe de la moelle épinière par les os, nous pensons que dans quelques cas une arête osseuse, une esquille, un rétrécissement du canal vertébral, peuvent être la cause de l'altération médullaire. Nous avons pu, en effet, constater plusieurs fois la réalité de ces dispositions anatomiques ; ainsi, dans un cas, une arête osseuse avait imprimé un sillon su la moelle; dans

un autre cas, un fragment osseux nécrosé irritait la région lombaire. Mais tout en admettant ces causes de compression, nous tenons à insister sur leur rareté relative, et sur ce fait signalé depuis longtemps déjà : que malgré l'existence d'une courbure angulaire très-prononcée, le canal vertébral n'a rien perdu de ses dimensions normales. Lorsque la paraplégie existe dans ces cas, quelle a été la cause de la compression? Cette cause a été entrevue par la plupart des auteurs qui signalent l'épaississement de la dure-mère, et la présence de matière tuberculeuse dans le canal. M. Gonzalès-Echeverria a le premier nettement indiqué dans sa thèse, que la dure-mère épaissie pouvait comprimer la moelle et par suite amener la paraplégie (1).

Nous avons décrit plus haut les caractères et le développement de cette lésion ; nous avons vu que la dure-mère irritée par le pus caséeux des vertèbres s'enflamme, et devient le siége, dans ses couches externes, d'une pachyméningite caractérisée par la production d'éléments conjonctifs nouveaux. En même temps, des abcès plus ou moins nombreux se développent dans la pseudo-membrane. Or, à mesure que la dure-mère, ainsi altérée, s'épaissit, la moelle subit une compression de plus en plus forte, et l'altération des deux organes marche en quelque sorte parallèlement. La connaissance précise de ces faits, jette du jour sur certaines questions dont la solution n'était pas connue : on comprend ainsi très-bien l'existence de la paralysie avec des courbures peu prononcées, et même en l'absence de toute courbure, témoin le cas cité par M. Brown-Séquard (2). La colonne vertébrale avait conservé sa rectitude, et le malade était paraplégique ; à l'autopsie, on trouva la moelle comprimée, et rétrécie en un point, par la dure-mère considérablement

(1) Sur la nature des affections dites tuberculeuses des vertèbres, thèse de Paris, 1860.

(2) Course of Lectures on the Physiology and Pathology of the central nervous System. Philadelphia, 1860, p. 25.

épaissie. On comprend également que de fortes incurvations puissent exister sans phénomènes paralytiques, et enfin, que la paralysie, quand elle existe, puisse guérir sans aucune modification dans la forme de la gibbosité. Ce résultat heureux, qui se produit quelquefois spontanément et que l'on obtient dans d'autres cas par la cautérisation au fer rouge, ne peut évidemment être attribué qu'à une modification survenant dans l'état anatomique des méninges et de la moelle.

Telle est l'idée que nous nous sommes faite sur la pathogénie de la paraplégie dans le mal vertébral, après l'examen de pièces pathologiques nombreuses.

Nous pensons qu'une esquisse rapide des lésions diverses qui peuvent comprimer la moelle chez l'homme et déterminer la paralysie est un complément indispensable à l'étude du mal de Pott. Les notions que nous venons de donner sur la myélite spéciale à cette affection, deviendront plus complètes et gagneront en netteté par une revue générale et sommaire des différentes myélites par compression.

Indépendamment du mal vertébral, des lésions nombreuses peuvent comprimer la moelle épinière, et amener la paraplégie. Ces lésions ont pour point de départ, tantôt la moelle elle-même ou les méninges, tantôt le tissu osseux. Pour en faire la nomenclature, nous allons mettre à profit les leçons professées par M. Charcot, à la Salpêtrière, en 1869.

1° Tumeurs développées dans la moelle. Les principales sont : le gliôme, le tubercule, et les tumeurs syphilitiques mal connues jusqu'à ce jour. Le mécanisme suivant lequel elles déterminent la paraplégie, ne peut pas être assimilé sans réserves au phénomène de la compresion de dehors en dedans. Ces néoplasies se substituent aux éléments nouveaux, plutôt qu'elles ne les compriment.

2° Les tumeurs d'origine méningée sont plus fréquentes que les précédentes ; aussi leur histoire anatomique et clinique est-elle beaucoup plus avancée. Ce sont les différentes variétés

de sarcome et le fibrome, qui ont pour point de départ la dure-mère; le psammome ou tumeur sablée et l'épithéliome propres à l'arachnoïde et à la pie-mère; le myxome qui se développe aux dépens des racines nerveuses intra-rachidiennes, et s'accompagne souvent d'autres tumeurs analogues développées sur les nerfs périphériques. Aux altérations des méninges se rattache la méningite hypertrophique de la région cervicale, forme particulière sur laquelle M. Charcot a appelé l'attention (1). Cette pachyméningite et les sarcomes des méninges constituent les altérations les plus fréquentes parmi celles que nous venons de citer; elles se sont présentées plusieurs fois à notre observation. Nous allons examiner en quelques mots le mécanisme et les effets de la compression qu'elles exercent sur la moelle, et établir une comparaison avec ce qu'on a observé dans le mal de Pott.

Les sarcomes ou tumeurs fibro-plastiques de la dure-mère produisant une compression bien limitée sur un des côtés de la moelle; leur accroissement progressif ne peut avoir lieu sans amener un rétrécissement graduel de l'axe médullaire qui est quelquefois tellement aminci qu'à un examen superficiel l'on pourrait croire à une section. Nous ne pensons pas que l'on ait jamais observé la section complète de la moelle par une tumeur; la formation des eschares amène sans doute la mort bien avant que la compression en arrive à ce degré-là.

Nous avons observé trois cas de tumeurs des méninges. Chez une de nos malades, la tumeur était développée à la partie antérieure et comprimait la moelle d'avant en arrière; chez le second, la tumeur correspondait aux cordons postérieurs et refoulait la moelle en avant; dans ces deux cas, le résultat était le même; la moelle était aplatie dans le sens antéro-postérieur, et avait conservé son diamètre normal dans le sens transversal. Chez le troisième malade, la tumeur située

(1) Charcot, Soc. de biologie, 1869.

latéralement comprimait le cordon antéro-latéral gauche qui avait disparu, il ne restait plus qu'une partie du cordon antéro-latéral droit. Dans ce cas, le malade avait présenté pendant quelque temps de l'hémiparaplégie (1).

La pachyméningite cervicale offre quelques analogies avec la pachyméningite du mal de Pott, mais les différences sont nombreuses. La première occupe la région cervicale, tandis que le siége de l'autre varie avec celui de la lésion osseuse qui lui a donné naissance. Dans la méningite cervicale, l'hypertrophie s'effectue aux dépens des couches internes de la dure-mère, aux dépens de l'arachnoïde et de la pie-mère; dans le cas de mal vertébral, les couches internes de la dure-mère restent indemnes: les couches externes seules prennent part à la néoplasie. Enfin, dans le premier cas seulement, la compression est circulaire, et occupe une assez grande étendue de l'axe spinal qui est réduit dans tous ses diamètres. Ces différences font comprendre pourquoi l'atrophie musculaire se rencontre dans la pachyméningite cervicale, et fait défaut dans le mal de Pott.

L'altération médullaire qui succède aux tumeurs des méninges et à la méningite cervicale, n'offre pas ces irrégularités, ces atrophies partielles, ces tractus flexueux de sclérose que l'on observe dans le mal vertébral. La moelle paraît avoir été moins tourmentée; on observe un tissu fortement sclérosé où les cylindres d'axe sont pressés les uns contre les autres, et où les vaisseaux ont acquis un développement quelquefois énorme. Les coupes faites au point comprimé sont particulièrement remarquables par le nombre considérable d'orifices vasculaires qu'elles présentent; ce nombre est toujours prédominant dans la substance grise.

Nous avons été surpris de rencontrer des différences aussi tranchées entre la sclérose que nous venons de décrire et celle du mal de Pott, lorsque le mécanisme de la compression sem-

(1) Charcot. Arch. de physiologie, t. II.

blait *à priori* devoir être à peu près identique dans ces différents cas. Peut-être doit-on attribuer l'asymétrie et les dislocations plus considérables de la moelle, dans le mal de Pott, à la multiplicité des lésions dont la compression de cet organe est ici le dernier terme. Voici, en effet, la série des phénomènes qui se succèdent dans la majorité des cas :

1° Formation d'abcès qui s'ouvrent dans le canal rachidien et refoulent la dure-mère d'avant en arrière;

2° Affaissement de la colonne, dans le sens antéro-postérieur et dans le sens latéral en même temps;

3° Développement de la pachyméningite qui commence à la partie antérieure, s'étend sur les côtés, peut entourer la moelle, et constitue, en définitive, l'agent le plus efficace de la compression.

Sans qu'il nous soit possible d'analyser la manière d'agir de chacune de ces causes, il nous suffit de faire remarquer combien les conditions dans lesquelles se trouve ici la moelle épinière sont plus complexes que dans les cas de tumeur où la pression est latérale, et de pachyméningite cervicale, où elle est circulaire.

3° *Tumeurs d'origine osseuse.* Nous dirons quelques mots seulement du cancer de la colonne vertébrale, renvoyant, pour de plus amples détails, à l'excellente thèse de M. Tripier (1). Rarement primitif dans les vertèbres, le cancer s'y montre le plus souvent à la suite du cancer du sein. Le tissu morbide se développe au sein des corps vertébraux ; ceux-ci se ramollissent et s'affaissent avec ou sans déviation (observ. 6) ; de là, une compression des nerfs dans leurs trous de conjugaison, et des douleurs atroces sur le trajet des nerfs comprimés. Quelquefois la compression de la moelle a lieu par le développement de la tumeur dans le canal rachidien ; le tissu pathologique après avoir détruit la partie postérieure des corps

(1) Du cancer de la colonne vertébrale et de ses rapports avec la paraplégie douloureuse, thèse de Paris, 1867.

vertébraux fait irruption dans le canal, repousse la dure-mère, et s'étale comme un champignon entre cette membrane et l'os.

Des tumeurs autres que le carcinome peuvent se développer dans les vertèbres. Nous citons à la fin de cette thèse deux observations remarquables de tumeurs très-probablement primitives de la colonne vertébrale ayant déterminé la paraplégie.

Dans un de ces cas, il s'agit d'un fibro-sarcome qui avait envahi les corps des deuxième et troisième vertèbres lombaires, et s'était développé dans l'intérieur du canal rachidien ; la dure-mère était refoulée sans être altérée ; le renflement lombaire et la queue de cheval étaient entourés et comprimés comme dans un manchon (observ. 7).

La seconde observation est relative à une de ces tumeurs qui offrent une certaine analogie de structure avec les glandes en grappes, et que M. Robin a décrites le premier sous le nom d'hétéradénome. Le tissu morbide paraissait s'être développé primitivement dans le corps de la sixième vertèbre dorsale qui avait disparu ; la colonne vertébrale s'était affaissée, et présentait une déviation angulaire. La tumeur s'était prolongée dans le canal rachidien, et avait envahi la dure-mère sur la face externe et antérieure de laquelle végétait le tissu pathologique. La compression de la moelle résultait évidemment du refoulement de la dure-mère par la tumeur (observ. 8).

Pour faire une revue complète des causes qui peuvent déterminer la compression de la moelle, nous signalerons les tumeurs extra-vertébrales qui peuvent pénétrer dans le canal rachidien, soit après avoir déterminé l'usure du tissu osseux, ainsi que cela a été observé pour l'anévrysme de l'aorte thoracique, soit en faisant effort dans le sens des voies naturelles, et en passant par les trous de conjugaison, comme cela a lieu pour les cas de kystes hydatiques et d'abcès. Les abcès dont il s'agit se développent entre les vertèbres cervicales et le

pharynx; ils se traduisent par des symptômes d'angine plus ou moins marqués, jusqu'à l'époque où par suite d'une migration singulière, ils viennent s'ouvrir dans le canal rachidien, et déterminent des accidents rapidement mortels. On les connaît en Allemagne sous le nom d'angina Ludovici, parce que Ludwig en a donné la première observation.

CHAPITRE III.

PHYSIOLOGIE PATHOLOGIQUE. — SYMPTOMATOLOGIE.

§ 1. — *Sensations spontanées.*

Les sensations douloureuses spontanées ouvrent la série des symptômes du mal vertébral. Elles sont de deux ordres : les unes suivent le trajet des nerfs qui partent du point malade ; elles occupent principalement les espaces intercostaux. Les autres sont des sensations qui sont rapportées à la périphérie, quel que soit, du reste, le siége plus ou moins élevé de l'altération médullaire.

La cause anatomique des unes et des autres paraît assez nettement déterminée.

Nous croyons que dans le mal de Pott les douleurs en ceinture, intercostales ou abdominales, sont le symptôme de la névrite. Nous avons vu, en effet, que les nerfs peuvent être comprimés pendant leur passage à travers la dure-mère hypertrophiée, ou dans les trous de conjugaison déformés et rétrécis. A cette altération, qui est fréquente, peut s'en ajouter un autre plus rare; nous voulons parler de la sclérose des cordons postérieurs, offrant la même disposition que dans l'ataxie locomotrice ; comme nous l'avons observé chez un de nos malades (obs. 5, pl. III, fig. 3).

On s'explique dès lors facilement le caractère fulgurant des

douleurs perçues dans les parties qui reçoivent leurs nerfs du segment médullaire ainsi altéré.

Les sensations douloureuses appartenant à la seconde catégorie se produisent d'après un mécanisme différent. Elles sont de cause centrale, et doivent être attribuées à la substance grise de la moelle, qui, sous l'influence de l'inflammation, devient excitable, c'est-à-dire capable de donner lieu à toute espèce de sensations, à des crampes, ou à des convulsions partielles. Elle acquiert donc, comme le dit M. Brown-Séquard, les mêmes propriétés qu'un nerf de sensibilité et de mouvement, et présente tous les effets de la compression de ces nerfs. Est-elle comprimée, irritée en un point, elle engendre des sensations douloureuses de picotement, fourmillement, froid intense, brûlure, élancements, etc., qui sont rapportées par le sujet à un point souvent très-éloigné, tel que le pied, la jambe, le genou. C'est de la même façon qu'un nerf mixte comprimé en un point, donne lieu à des sensations douloureuses qui sont perçues comme si elles venaient de la périphérie; et que les amputés éprouvent au bout du moignon, des sensations douloureuses qu'ils rapportent à l'extrémité du membre enlevé par l'opération.

Le malade de l'observation 5, outre ses douleurs épigastriques très-vives, éprouvait aussi des douleurs par élancements dans le membre inférieur gauche. L'examen microscopique qui nous avait permis de rattacher les premières à la névrite et à la sclérose des cordons postérieurs, nous a donné une explication tout aussi plausible pour les autres; nous avons constaté en effet, qu'au-dessous de la première lésion, il existait une myélite siégeant à la partie la plus antérieure des cordons postérieurs, et s'accompagnant d'une altération très-marquée de la substance grise du côté gauche. Le rapport qui existait entre cette lésion et les douleurs du membre inférieur était encore confirmé par l'intégrité de la moelle et des racines postérieurs à la région lombaire.

Il est facile de comprendre maintenant pourquoi les pre-

miers symptômes du mal de Pott sont les sensations spontanées. C'est que les altérations qui les produisent sont les premières dans l'ordre de développement. Il y a d'abord méningite et affaissement des vertèbres. Quant à l'inflammation de la substance grise, nous ne sommes pas éloigné de la croire plus précoce que celle de la substance blanche. Sa vascularité plus grande, rend du moins cette opinion vraisemblable. Si la méningite et l'affaissement de l'épine viennent à manquer, les premiers symptômes seront les douleurs dans les membres inférieurs. C'est ce que nous avons observé dans deux cas de tumeurs des méninges, occupant la région dorsale. Ce début paraît bien certainement indépendant du siége de la compression; car, chez nos deux malades qui avaient présenté les mêmes sensations douloureuses au début de leurs maladies, les tumeurs occupaient des siéges bien différents. L'autopsie démontra que la production pathologique était située dans un cas, en avant; dans l'autre, en arrière de la moelle épinière.

§ 2. *Paraplégie.*

Après les sensations douloureuses du début, les phénomènes paralytiques apparaissent. Le malade éprouve dans les membres inférieurs un sentiment de fatigue qui se manifeste surtout après une marche même peu prolongée. L'affaiblissement des membres se prononce de plus en plus, jusqu'au moment où ils finissent par plier sous le poids du corps. Dès lors, la paraplégie existe; elle est très-souvent plus marquée d'un côté que de l'autre, indiquant ainsi que la lésion est habituellement plus marquée dans une des moitiés latérales de la moelle que dans l'autre. Un autre caractère de cette paraplégie, au début, est de s'accompagner toujours de flaccidité; les membres inférieurs se laissent fléchir dans tous les sens, et quand on les soulève, retombent sur le lit, comme une masse inerte. Dans quelques cas relativement rares, cette paralysie, avec flaccidité, persiste indéfiniment, c'est-à-dire

jusqu'à la guérison, ou jusqu'à la mort du malade (obs. 10 et 11). Mais dans la grande majorité des cas, la contracture ne tarde pas à apparaître dans les membres paralysés. Les faits signalés à propos de l'anatomie pathologique nous donnent le secret de ces différences cliniques; il est rationnel de penser que le phénomène de la rigidité est en rapport avec le développement de la sclérose des cordons latéraux, qui est la règle comme nous l'avons vu; et que d'un autre côté, la flaccidité tend à persister lorsque cette dégénération secondaire ne se produit pas. La rigidité saisit d'abord les membres dans l'extension; puis, au bout d'un temps variable, la flexion permanente tend à se produire. Tantôt les membres sont ramenés progressivement dans la flexion; tantôt ils prennent cette position à la suite de spasmes brusques qui se produisent spontanément, tandis que le malade est couché tranquillement dans son lit. Après les premières attaques de ce genre, les malades voient habituellement les fléchisseurs se relâcher, et les membres revenir dans l'extension; mais au bout de quelque temps ces relâchements spontanés ne se produisent plus, et le malade reste dans la flexion permanente avec contracture, qui est, pour ainsi dire, la position classique, dans le mal de Pott parvenu à une certaine période. Le malade étant dans le décubitus dorsal, les cuisses sont fléchies sur le bassin et les jambes sur les cuisses; les membres sont généralement parallèles l'un à l'autre. Un malade que nous observons en ce moment présente une attitude rare et singulière; le membre inférieur gauche est dans la flexion complète, le membre droit dans la demi-flexion, avec adduction et rotation en dedans; le premier semble superposé à l'autre. Cette position des membres inférieurs qui est commune à toutes les myélites par compression, ne se rencontre qu'exceptionnellement dans certaines formes de paraplégie, telles que la sclérose en plaques, la paraplégie hystérique, etc., où les membres contracturés restent dans l'extension, jusqu'aux dernières limites de la maladie.

Il y a différents degrés dans l'intensité de la contracture; quelquefois, elle est modérée, une traction assez forte peut en triompher, et placer les membres dans l'extension; mais ils ne tardent pas à reprendre leur position primitive aussitôt qu'on les abandonne à eux-mêmes.

Dans quelques cas, l'extension est absolument impossible; les talons restent fixés contre le siége, et la main ne peut se placer qu'avec peine entre les deux genoux serrés avec force l'un contre l'autre.

Chez un certain nombre de sujets, on observe avec la contracture les phénomènes singuliers décrits sous le nom d'épilepsie spinale (1). Ils consistent en mouvements convulsifs des membres inférieurs, se manifestant plus souvent après provocation, quelquefois spontanément. Dans ce dernier cas, c'est un tremblement habituel revenant par accès. Pour les provoquer artificiellement, il faut relever fortement les orteils avec la paume de la main; un mouvement de trémulation se manifeste; le membre tout entier est agité de secousses rapides, qui rappellent les spasmes toniques et cloniques de l'épilepsie. On sait que l'épilepsie spinale est loin d'être un symptôme spécial au mal de Pott; on la rencontre dans un grand nombre de scléroses.

Les mouvements réflexes se produisent avec une assez grande intensité, sous l'influence du pincement, du chatouillement, des irritations portées sur la peau. Deux conditions anatomiques paraissent tenir sous leur dépendance cette augmentation de l'excitabilité réflexe, dans le mal de Pott : en premier lieu, l'interruption de l'influx nerveux au point comprimé, interruption qui agit ici, comme la section de la moelle chez les animaux; en second lieu, l'intégrité du renflement lombaire; et partant l'exaltation de son pouvoir excito-mo-

(1) Nous employons ici cette dénomination dans le sens qui lui a été donné par M. Brown-Séquard.

teur. La disparition des mouvements réflexes est parfois l'indice d'une désorganisation profonde de cette région.

La contraction des sphincters est encore une conséquence de cette intégrité du segment inférieur. On sait que cette contraction n'est autre chose qu'un acte réflexe permanent, qui atteste l'activité constante de la moelle épinière. Dans le mal de Pott, la myélite, grâce à sa localisation et à la lenteur de sa marche, n'altère pas le fonctionnement de la substance grise du renflement lombaire. Dans les traumatismes de la colonne vertébrale il n'en est pas de même ; la moelle épinière subit une désorganisation brusque et profonde qui trouble le mécanisme des actes réflexes, et par suite amène la paralysie des sphincters.

§ 3. — *Altérations de la sensibilité cutanée.*

Les modifications de la sensibilité cutanée ne commencent a apparaître qu'après les troubles de la motilité ; dans quelques cas même, la fonction motrice paraît seule atteinte. Toutefois, avant d'admettre l'intégrité complète de la sensibilité, il est indispensable de recourir à l'œsthesiomètre. Chez une malade paralysée du mouvement et qui semblait avoir conservé la sensibilité cutanée intacte dans tous ses modes, l'emploi de cet instrument fit reconnaître sur les membres inférieurs une obtusion assez prononcée de la faculté de percevoir les impressions tactiles. Quoi qu'il en soit, il est certain que la paralysie du mouvement est toujours plus accusée au début que celle du sentiment. Faut-il attribuer, avec Holmes, la prédominance de la paralysie motrice à ce que : 1° l'affection morbide procédant d'avant en arrière doit atteindre en premier lieu les cordons antérieurs ; 2° ce sont les colonnes antérieures qui sont le plus sujettes à la compression par la flexion de l'axe spinal? Cette explication qui paraît simple au premier abord, est cependant basée sur une idée erronée.

Nous avons vu effectivement, que dans un cas où la compression était récente et siégeait en avant, les cordons anté-

rieurs n'offraient pas une lésion plus avancée que le reste de la substance blanche. De plus, Holmes néglige complétement un côté important de la question, c'est la transmission des excitations centripètes par la substance grise, tandis que les excitations centrifuges suivent les cordons antéro-latéraux. Or, il est bien certain qu'une sclérose de la substance blanche amène assez facilement la paralysie motrice, tandis que la paralysie du sentiment exige des altérations de la substance grise plus difficiles à réaliser, et sur lesquelles nous reviendrons tout à l'heure.

Entre les cas où la sensibilité cutanée est intacte, et ceux où son abolition est complète, l'on peut rencontrer des modifications nombreuses et dignes d'intérêt. La sensibilité cutanée doit être étudiée dans ses divers modes, qui peuvent être altérés ensemble ou isolément. Généralement c'est le sens du tact qui disparaît le premier; dans ce cas, le frottement léger de la peau cesse d'être perçu; en même temps que la sensibilité tactile s'affaiblit, on peut observer de l'hyperesthésie cutanée. Nous avons vu que l'inflammation de la substance grise en rendant la moelle excitable, la rendait par là même assimilable à un gros nerf. Or, MM. Vulpian et Bastien, dans leurs expériences sur la compression des nerfs, ont remarqué que l'anesthésie tactile est déjà très-marquée, le pincement de la peau suscite des douleurs plus vives que dans l'état normal (1).

Après le sens du tact, disparaît le sens de la température; quant à la sensibilité douloureuse, elle ne s'éteint généralement qu'après les deux autres.

On a observé, plus rarement, des malades qui ayant perdu la sensibilité à la douleur, avaient conservé la sensibilité tactile. Faut-il en conclure, comme le pense Schiff, qu'il y a des conducteurs spéciaux pour ces deux modes de sensibilité; que les conducteurs de la sensibilité douloureuse sont situés

(1) Leçons sur la physiologie du système nerveux. Paris, 1866.

dans la substance grise, ceux du tact dans les cordons postérieurs, et que tout dépend du siége de la lésion, qui dans le cas dont nous parlons, occuperait la substance grise, et laisserait intacts les cordons postérieurs? Telle est l'opinion que M. M. Rosenthal s'est efforcé de faire prévaloir, par l'observation suivante que nous citons en l'abrégeant (1).

Une femme présentait une gibbosité intéressant les vertèbres thoraciques, de la sixième à la neuvième. Les mouvements actifs n'étaient pas complétement abolis; la malade pouvait encore faire quelques pas, mais avec la plus grande difficulté. La contractilité électrique était normale; quant à la sensibilité électrique musculaire et cutanée, elle faisait défaut. A un examen plus approfondi, M. Rosenthal, reconnut que la sensibilité de contact était tout à fait conservée, mais que la faculté de percevoir les impressions douloureuses déterminées par la piqûre, le pincement, le pinceau électrique, avait disparu. Il en était de même de la sensibilité à la température.

Trois mois après, la paraplégie devint complète, et la malade ne tarda pas à succomber. L'examen microscopique montra les cellules nerveuses de la substance grise, opaques, brillantes, opalines, sans prolongements. Cette altération était plus marquée au-dessous du point comprimé qu'au-dessus. Dans la région dorsale inférieure, on trouva quelques cellules nerveuses éminemment opalescentes, à bords très-sombres, et remplies uniformément de granulations grossières. « Ce résultat histologique, ajoute l'auteur, en montrant la maladie des cellules nerveuses dans l'analgésie, apporte la plus belle confirmation à la découverte de Schiff. D'après ce physiologiste, si l'on coupe la substance grise chez un lapin, et qu'on ne laisse que les cordons postérieurs, on remarque que l'animal sentira le simple contact, tandis que les impressions douloureuses ne seront pas transmises. Nous devons donc admettre que la transmission de la sensibilité tactile peut avoir lieu par la

(1) *Handbuch der Diagnostik der Nervenkrankheiten*. Erlang., 1870, p. 189.

substance blanche sans l'intermédiaire de la grise, qui ne conduit que les sensations douloureuses. »

Des considérations de différents ordres nous empêchent d'adopter les vues assurément fort ingénieuses de M. Rosenthal. Et d'abord, l'opinion physiologique que cet auteur essaye de confirmer par l'anatomie pathologique, est aujourd'hui rejetée par la majorité des savants. Il y a déjà longtemps que M. Brown-Séquard a montré le peu de valeur de l'expérience invoquée par Schiff, en faisant voir que la section unilatérale de la moelle épinière ne diminue pas la sensibilité tactile dans le membre correspondant à la section, ce qui aurait lieu forcément si cette sensibilité était transmise par les cordons postérieurs, qui ne s'entre-croisent pas, comme on le sait. Quant aux arguments anatomo-pathologiques apportés par M. Rosenthal, ils ne nous paraissent rien moins que concluants. Comment admettre qu'une altération des cellules nerveuses, caractérisée par un état opaque, sombre, et la présence de granulations graisseuses, puisse être la cause réelle de l'analgésie, lorsque des altérations bien plus prononcées de ces cellules, c'est-à-dire, leur atrophie et leur disparition, n'altèrent en rien, la sensibilité douloureuse de la peau? En effet, dans la paralysie infantile spinale, la moelle offre une altération qui consiste dans la disparition d'un ou plusieurs groupes de cellules des cornes antérieures, et quelquefois de toutes les cellules et dans l'atrophie consécutive de la corne de substance grise. Or, l'intégrité de la sensibilité cutanée est la règle dans ces cas. Ce fait remarquable a conduit M. Charcot á penser que les cornes antérieures ne prennent pas part à la transmission des impressions sensitives, et que cette fonction est dévolue à la partie la plus centrale de la substance grise. M. Brown-Séquard avait été conduit d'ailleurs déjà, par l'expérimentation, à limiter dans la partie centrale de la substance grise, les agents de la transmission des impressions sensitives.

Il nous est donc impossible d'admettre que l'altération décrite par M. Rosenthal ait été capable d'abolir la sensibilité

douloureuse. Et d'un autre côté, s'il est vrai que la sensibilité tactile est transmise par les cordons postérieurs, l'intégrité complète de cette sensibilité chez la malade en question impliquait nécessairement l'intégrité des conducteurs ; il fallait donc que les cordons postérieurs traversassent le point comprimé, et le foyer de myélite correspondant, sans participer à la lésion ; autre fait tout aussi inacceptable que le premier.

Nous nous rangeons donc à l'avis de M. Brown-Séquard et de M. Vulpian qui n'admettent qu'un seul système de conducteurs, et qu'un seul siége unique, la substance grise. Ces variations dans les troubles de la sensibilité sont subordonnées aux modifications apportées dans les éléments de la moelle épinière, modifications qui peuvent être telles qu'elles suppriment la sensibilité douloureuse, en conservant le tact, et *vice versa*. Quant à préciser le genre d'altération anatomique qui correspond à chaque cas, nous croyons que ce serait trop demander à l'anatomie pathologique dont les investigations ne sont pas illimitées. — Ajoutons que la disparition de ces sensibilités ne signifie pas toujours leur abolition complète ; le malade peut ne plus apprécier nettement les caractères des objets, leur température, sans être pour cela anesthésique. Les sensations persistent, mais elles sont incomplètes, rudimentaires transformées. Applique-t-on sur les membres paralysés un corps froid, ou un corps chaud, le malade n'accuse qu'une sensation de fourmillement, ou d'engourdissement ; vient-on à les piquer ou à les pincer, la même sensation de fourmillement et d'engourdissement répond à cette excitation nouvelle. Il semblerait, comme le pense M. Charcot, que l'aptitude des nerfs à transmettre les impressions variées de douleur, de tact, de température, est en quelque sorte surajoutée à une propriété physiologique d'un ordre inférieur. Réduits à cette propriété, les nerfs n'ont qu'un fonctionnement incomplet ; ils ne donnent lieu qu'à des sensations imparfaites et toujours les mêmes d'engourdissement, de fourmillement, quel que

soit le genre d'excitation qu'on leur applique. Dans le mal de Pott, les altérations que les conducteurs nerveux ont subi dans la moelle, les ramènent parfois à ce degré inférieur d'organisation, où ils ne peuveut donner lieu qu'à de simples sensations de vibrations. Si la guérison a lieu, au fur et à mesure que la structure normale se rétablit, le fonctionnement se perfectionne, et la sensibilité de la peau se rétablit dans ses trois modes.

On observe chez beaucoup de malades une autre altération très-remarquable de la sensibilité; si l'on pique la peau, la perception au lieu d'être instantanée, ne se produit qu'au bout de quelques secondes; il semble que la transmission ait besoin d'un certain temps pour s'effectuer au travers des parties rétrécies; on dit alors qu'il y a retard des sensations. Très-souvent dans ces cas, la sensation persiste longtemps après que la cause irritante a cessé d'agir. Si l'on a pincé le membre inférieur, le malade éprouve pendant quelque temps, quelquefois pendant plusieurs heures, une sensation douloureuse de fourmillement et de picotement, qui s'irradie en haut du côté de la fesse, en bas du côté du pied. La sensation après s'être élevée jusqu'au bassin, peut redescendre le long de la cuisse du côté opposé; les deux membres sont alors le siége de fourmillements, quoique l'irritation n'ait eu lieu que sur un côté.

Le retard des sensations paraît être la conséquence de l'interruption des voies directes, et du chemin plus ou moins détourné que suivent les impressions pour arriver au sensorium.

Les sensations associées résultent des mêmes conditions anatomiques, l'interruption des voies directes. L'excitation initiale portée sur un membre est transmise à un point de la substance grise, et de là, se communique à un autre point central qui reçoit les fibres nerveuses venant du membre du côté opposé. L'extrémité centrale de ces dernières fibres étant excitée, il se produit une sensation secondaire toute subjective rapportée par le malade à la périphérie.

Le retard de la perception et les sensations associées sont des signes d'une valeur absolue, pour faire porter le diagnostic de paraplégie organique.

Telles sont les principales modifications fonctionnelles que présentent les nerfs de la peau.

L'abolition complète de la sensibilité cutanée est rare; et généralement elle persiste à un degré plus ou moins faible dans les membres paralysés. On sait que dans les expérimentations physiologiques, pour abolir complétement la sensibilité, il faut que la substance grise soit divisée complétement en travers, dans un point quelconque de sa longueur; et que les impressions sensitives peuvent continuer à se propager dans toute la longueur de la moelle, alors même que la substance grise a été en grande partie interrompue dans plusieurs points de sa longueur. Il faut donc que la substance grise subisse dans le mal de Pott une lésion équivalente à sa section complète, pour que les membres paralysés soient privés de sensibilité. Chez un de nos malades, où l'abolition de la sensibilité était à peu près complète, la lésion médullaire était énorme; la substance grise particulièrement offrait de graves altérations dont on aura une idée en jetant les yeux sur les figures. (fig. 3 et 4, pl. II).

Il est inutile d'ajouter que dans ces cas la paralysie du mouvement est toujours complète. Cependant M. Tavignot (1) aurait observé une fois, dans le mal de Pott, la paralysie isolée du sentiment, avec conservation de la motilité; c'est là un fait exceptionnel. Nous n'avons rien vu signaler de pareil dans les nombreuses observations recueillies depuis plusieurs années dans le service de M. Charcot.

§ 4. — *Symptômes récurrents.*

Dans son mémoire sur l'état de la moelle épinière dans la carie vertébrale, Louis cite l'observation d'une malade qui

(1) Bouvier, Maladies de l'appareil locomoteur. Paris, 1858.

étant affectée d'une carie des vertèbres dorsales, présentait une paralysie avec contracture des membres supérieurs. « Nous ne chercherons pas à expliquer, dit-il, pourquoi le ramollissement de la moelle, existant au niveau des troisième et quatrième vertèbres dorsales, les bras étaient paralysés. » Rapprochant ce fait de quelques autres qui lui paraissent également inexplicables, cet auteur ajoute : « Ces différents objets sont encore pour nous des anomalies, et resteront peut-être tels fort longtemps. »

Aujourd'hui, l'étude microscopique de la moelle permet de donner à ces faits leur véritable interprétation.

Nous avons vu que au-dessus de la lésion, la dégénérescence secondaire peut s'élever à une certaine hauteur dans les cordons latéraux ; si elle atteint le renflement cervico-brachial, on observera dans les membres supérieurs les signes ordinaires de la sclérose des cordons latéraux. Chez le petit malade de l'observation 2, dont le mal de Pott occupait la région lombaire, la sclérose s'était étendue de la région lombaire à la partie supérieure de la moelle dans le cordon latéral gauche ; les membres supérieurs et inférieurs de ce côté étaient paralysés et contracturés. Il y avait donc une véritable hémiplégie avec contracture, comme on l'observe à la suite des lésions du corps opto-strié ; la sclérose latérale existait comme dans ce dernier cas, mais elle avait son point de départ à la région lombaire, et avait eu une marche ascendante.

En second lieu, quand la sclérose des cordons postérieurs, au lieu de rester confinée aux cordons de Goll, s'étend latéralement et vient toucher ceux des prolongements des racines postérieures qui, sous le nom de faisceaux radiculaires internes, traversent les cordons postérieurs avant de pénétrer dans la substance grise, on pourra observer, comme dans l'ataxie locomotrice, l'incoordonation des mouvements (1).

(1) Communication de M. Charcot, Soc. de biologie. Septembre 1871.

Tels sont les deux principaux phénomènes qui peuvent se manifester au-dessus de la lésion. Ils sont liés à l'extension de la sclérose, soit dans les cordons latéraux, soit dans les cordons postérieurs. Dans le premier cas, c'est la parésie avec contracture qu'on observe; dans le second, c'est l'ataxie des membres supérieurs. — D'autres symptômes consistant en sensations plus ou moins douloureuses de fourmillements, d'engourdissements, etc., peuvent également s'observer dans les mêmes circonstances. Ces divers phénomènes peuvent être isolés ou combinés de différentes façons. — Une de nos malades, affectée d'un mal de Pott dorsal, présenta à une certaine époque, une légère incoordination des mouvements du bras gauche avec perte de la notion de position. Ces symptômes disparurent, et quelque temps après, elle éprouva dans le membre supérieur droit de l'affaiblissement, des engourdissements, des frémissements qui partaient du dos et se répandaient jusqu'au poignet. La sensibilité était affaiblie dans ses différents modes; et l'électricité donnait lieu à des contractions moins énergiques que du côté gauche (observation 9). A quelle lésion anatomique correspondaient dans ce cas, la parésie avec sensation d'engourdissement? Il est difficile de le dire. Mais dans un autre cas où l'autopsie a été faite, on a pu voir qu'il s'agissait d'une méningite ayant son point de départ au niveau de la compression, et qui s'était étendue jusqu'à la hauteur du renflement cervical. Voici le fait en abrégé : La femme R... affectée de mal de Pott dorsal et de paraplégie avec contracture, présenta de la faiblesse dans les deux membres supérieurs, surtout dans le gauche, des soubresauts de tendons, des sensations pénibles de fourmillements et d'engourdissements, s'étendant de l'épaule jusqu'aux doigts médius et annulaire, L'autopsie montra une infiltration purulente sous la pie-mère épaissie et enflammée. A l'examen microscopique on constata que la couche corticale et les prolongements qu'elle envoie dans la moelle, avaient subi un

épaississement notable, et renfermaient des noyaux nombreux. (Pl. 3, fig. 4.) Les symptômes récurrents étaient donc liés dans ce cas, à une méningite chronique, avec sclérose annulaire.

§ 5. *Accidents convulsifs généraux.*

C'est là un symptôme peu commun, du mal de Pott signalé quelquefois, lorsque l'affection osseuse vient léser le bulbe ou la partie supérieure de la moelle épinière, ils se présentent très-rarement, lorsque le mal vertébral est plus inférieur.

Deux de nos malades ont présenté des convulsions épileptiformes. L'une de ces femmes affectée de mal de Pott lombaire avec paraplégie incomplète, a été sujette dans le début de sa maladie, a des attaques d'épilepsie qui depuis n'ont pas reparu.

L'autre malade présentait une lésion des vertèbres dorsales inférieures, elle était paralysée depuis trois ans, lorsqu'elle eut, à l'âge de 16 ans, un accès d'épilepsie. Ces accès se renouvelèrent de six en six mois; la malade perdait connaissance tout à coup sans prodrômes, écumait et se mordait la langue; l'attaque durait un quart d'heure. Les attaques cessèrent à l'âge de 18 ans; elles se reproduisirent à 24 ans, à la suite d'une vive contrariété, et durèrent plusieurs années. Il est à remarquer que dans l'intervalle des accès, on pouvait déterminer dans les membres inférieurs de la trémutation et des mouvements tétaniformes; mais jamais l'épilepsie spinale ne s'est propagée jusqu'à l'encéphale; jamais on n'a pu provoquer d'accès complet d'épilepsie.

Ces faits qui sont exceptionnels dans le mal de Pott, nous paraissent avoir une importance capitale, au point de vue de la pathogénie des convulsions. Nous les mentionnons ici pour les réunir aux observations assez nombreuses déjà, qui montrent dans certaines myélites, l'apparition d'accidents convul-

sifs dont quelques-uns offrent une grande ressemblance avec l'épilepsie.

§ 6. *Troubles trophiques.*

On sait, depuis quelques années, que certaines lésions du système nerveux central et périphérique peuvent donner naissance à divers troubles de nutrition. Ces lésions, quand elles siégent dans la moelle, occupent généralement la substance grise, plus particulièrement les cellules nerveuses des cornes antérieures, du moins lorsqu'il s'agit de lésions de nutrition portant sur les extrémités osseuses ou sur les muscles (1). Dans le mal de Pott, la moelle est habituellement comprimée dans des limites assez resserrées, et les cellules nerveuses persistent souvent, même dans les points les plus malades; de là, sans doute, la rareté des troubles trophiques dans cette affection. Mais si l'atrophie des cellules n'intervient pas ici pour déterminer des altérations de nutrition, d'autres lésions, dépendant du mal de Pott, peuvent y donner lieu. C'est tantôt la compression que subissent les racines nerveuses, lorsqu'elles traversent la dure-mère épaissie ou les trous de conjugaison déformés par l'affaissement des vertèbres, et la névrite avec altération granulo-graisseuse qui en est la conséquence; tantôt c'est le développement d'une méningite purulente, ou l'irruption dans le canal vertébral d'une collection purulente formée au dehors.

Dans le premier cas, les troubles trophiques sont variables, et ont une marche généralement chronique. Nous avons observé chez un jeune sujet de l'hôpital des enfants malades, un zona développé dans l'espace intercostal correspondant à la gibbosité. M. Wagner, dans une observation remarquable que nous avons déjà citée, rapporte un fait semblable. Le malade présenta vers les neuvième et dixième côtes gauches, un

(1) Voir à ce sujet les leçons de M. Charcot publiées dans le *Mouvement médical*, 1870-71.

herpès Zoster, accompagné de sensation de brûlure. Les vésicules herpétiques s'étendaient depuis la colonne vertrébrale jusqu'au sternum. Le malade succomba à une pneumonie caséeuse. L'examen microscopique montra que les cellules nerveuses des ganglions intervertébéraux de ce côté, avaient subi la dégénerescence graisseuse à un haut dégré, et que les meats intercostaux correspondants étaient devenus granulo-graisseux.

On trouve aussi quelquefois une altération des muscles des membres paralysés. A l'autopsie, ils paraissent pâles et amincis, et à l'examen microscopique ils offrent un état granuleux dans quelques fibres, avec disparition plus ou moins complète des stries. Il n'est pas bien certain que cette altération musculaire se rattache aux lésions du système nerveux ; peut-être n'est-elle que l'effet du repos prolongé. —Les troubles trophiques peuvent revêtir un caractère de gravité plus grande ; ils consistent alors en bulles, en plaques violacées qui se forment au niveau du grand trochanter, au sacrum, sur les malléoles, en un mot sur tous les points sujets aux pressions ; l'épiderme est soulevé par une sérosité roussâtre, il se déchire ; de là, une ulcération, puis une eschare. Cette formation rapide d'eschares a été désignée sous le nom de *décubitus acutus*. Elle indique qu'une aggravation soudaine vient de se produire dans les altérations chroniques de la moelle. En effet, à l'autopsie on rencontre tantôt un ramollissement étendu de cet organe, tantôt une nappe purulente qui baigne la moelle, et qui peut s'être formée sur place, ou venir de l'extérieur. Il est intéressant de rapprocher les cas de mal de Pott avec formation aiguë d'eschares, des fractures de la colonne vertébrale, où l'apparition de ces accidents est si fréquente. Les altérations médullaires qu'on observe dans ce dernier cas, sont la contusion, la déchirure du cordon nerveux, la myélite traumatique, et quelquefois la méningite purulente. Elles diffèrent donc peu des lésions qui peuvent se produire à une période avancée du mal de Pott, et qui sont suivies des mêmes accidents.

C'est dans le mal vertébral que les arthrites d'origine spinale ont été décrites pour la première fois par M. J.-K. Mitchell (1). Voici en abrégé les observations que rapporte cet auteur :

Dans l'automne de 1827, une malade atteinte de carie de la colonne vertébrale, présenta tout à coup les symptômes habituels du rhumatisme articulaire aigu des extrémités inférieures? un genou d'un côté, un cou-de-pied de l'autre étaient rouges, raides, chauds et douloureux. Le traitement ordinaire par les ventouses, les purgatifs, les diaphorétiques, les bains de vapeur, eut pour effet de transporter l'inflammation sur les articulations du côté opposé, et finalement sur la hanche. En présence de ce résultat, l'auteur commença à supposer que la cause de cette inflammation rebelle et migratoire pourrait bien exister dans la moelle épinière, malade précisément à la région lombaire. Sous cette impression, il fit appliquer des ventouses sur la gibbosité, puis un vésicatoire ; et une rémission des symptômes suivit promptement cette médication, la douleur articulaire disparut peu à peu dans les jointures malades, laissant le patient dans son état habituel de santé.

Peu de temps après, un second cas se présenta au même observateur. Une petite fille affectée d'un mal de Pott cervical, fut prise de rhumatisme articulaire aigu du poignet, qui céda à l'application de ventouses sur les vertèbres cervicales.

De ces faits et de quelques autres, l'auteur fait découler une théorie générale du rhumatisme, qui, d'après lui, aurait toujours son point de départ dans une irritation de la moelle ; le rhumatisme siégeant aux membres supérieurs, succède à une irritation de la région cervicale, le rhumatisme des membres inférieurs, à une irritation de la région lombaire. Il conseille des applications de ventouses dans l'une ou l'autre de ces régions suivant le siége du rhumatisme. La guérison de l'affection articulaire suivrait toujours cette médication.

(1) J. K. Mitchell, five essays. Edited by S. W. Mitchell. Philadelphia. 1859, p. 350 ; et Amer. Journ. of the Med. Sciences, t. VIII, p. 55.

Nous avons mentionné cette théorie du rhumatisme articulaire, à cause de sa singularité ; mais si M. Mitchell a tiré des observations qu'il rapporte, des conclusions qu'elles ne renferment pas, ces observations considérées en elles-mêmes n'en ont pas moins une grande valeur; elles démontrent l'existence dans le mal de Pott de certaines arthrites qui ont leur origine dans l'affection spinale.

Les faits cités par M. Mitchell dans le mal vertébral, sont des cas d'arthrite spinale aiguë.

Nous avons observé à la Salpêtrière un cas d'arthropathie subaiguë chez une jeune fille affectée du mal de Pott lombaire. Des douleurs dans le genou gauche, avec gonflement de cette jointure, avaient été un des premiers symptômes de l'affection spinale. Plus tard, le membre gauche devint le siége d'un œdème qui disparut progressivement ; l'état du genou fut aggravé ; on observa dans cette articulation une véritable hydarthrose caractérisée par une tuméfaction notable, une fluctuation manifeste, une douleur modérée, et l'absence de craquements dans les mouvements (Ob. 11).

En définitive on peut rencontrer dans le mal de Pott deux formes d'affections articulaires : 1° l'arthrite aiguë; 2° l'hydarthrose; affections relativement légères des jointures, et bien différentes dans leur marche, des arthropathies décrites dans l'ataxie par M. Charcot, et où l'on observe tous les caractères de l'arthrite sèche, c'est à-dire la disparition progressive des cartilages, des extrémités osseuses; et par suite des luxations spontanées.

§ 7. *Variétés de siége et de formes.*

La plupart des cas qui ont servi de type à notre description se rattachent à la forme dorsale du mal de Pott, qui est de beaucoup la plus fréquente. Des symptômes spéciaux peuvent s'observer quand la lésion osseuse occupe la région cervicale et la région lombaire.

1° A la région lombaire la paraplégie est ordinairement avec flaccidité ; et il n'y a pas de mouvements reflexes. Ce sont en effet les nerfs de la queue de cheval qui sont comprimés dans les trous de conjugaison, le cordon médullaire restant le plus souvent intact. On comprend donc facilement que la paralysie pourra être unilatérale, si la compression des nerfs n'a lieu que d'un côté ; que le malade pourra présenter les signes de la névralgie sciatique, ou de la névralgie crurale, suivant que la compression s'exercera sur les racines du nerf crural, ou du nerf sciatique. Si le renflement lombaire est affecté, on pourra observer de la contracture, des mouvements réflexes et les principaux symptômes de la forme dorsale.

2° A la région cervicale, diverses affections peuvent avoir pour conséquence la compression de la moelle épinière : Ostéite caséeuse, carie des corps vertébraux, tumeurs blanches des articulations de l'occipital avec l'atlas, et des deux premières vertèbres entre elles ; déplacement de l'apophyse odontoïde, hypertrophie de cette apophyse, etc. Les observations nombreuses rapportées par les auteurs montrent que la paralysie peut occuper dans ces cas, les siéges les plus variés. On a observé l'hémiplégie, la paralysie isolée des membres supérieurs, et la paralysie des quatre membres.

L'hémiplégie peut succéder à la compression de la moelle épinière, et plus rarement du bulbe. Dans le premier cas, la lésion de la moelle épinière doit être limitée au cordon antéro-latéral correspondant du côté frappé de paralysie. Une observation du premier mémoire de Nichet est concluante à cet égard :

Un artilleur atteint du mal de Pott cervical, présenta dans les quinze derniers jours de sa vie, une paralysie complète des membres du côté droit. A l'autopsie on trouva que l'atlas était luxé ; sa moitié latérale droite, s'était portée en arrière, et comprimait la moelle par son côté droit. —Lorsque la compression porte sur un des côtés du bulbe, l'hémiplégie se montre dans

les membres du côté opposé. Dans une observation recueillie dans le service de M. Charcot, et publiée par M. Bouchard, l'apophyse odontoïde hypertrophiée et déplacée, par suite d'une affection de l'articulation occipito-atloïdienne, comprimait la pyramide gauche; la moelle épinière présentait une sclérose descendante du cordon latéral droit. Pendant la vie, on avait observé une hémiplégie droite avec contracture un peu plus marquée dans les membres supérieurs. Le malade était en outre sujet à des étourdissements, et à des convulsions épileptiformes.

Dans les cas de mal de Pott cervical, il se produit quelquefois au début des accidents un phénomène remarquable. La paralysie se montre sur un membre, puis sur les deux membres supérieurs, avant que les membres inférieurs ne soient atteints. C'est ce que Gull désigne sous le nom de paraplégie cervicale (1). Les cas ne sont pas rares. Brodie, puis Marshall-Hall paraissent les avoir signalés les premiers (2). Nichet, Ollivier-d'Angers, Budd, Schutzenberger, en citent des exemples.

Comment interpréter ces faits singuliers? Cette question n'a pas encore été l'objet d'un examen assez rigoureux, pour qu'on puisse lui donner une solution précise. Toutefois, il est très-légitime de penser que la paraplégie cervicale peut se produire dans trois circonstances différentes que nous allons indiquer sauf à vérifier plus tard si la distinction proposée est confirmée par l'anatomie pathologique.

La paraplégie cervicale peut être le résultat d'une lésion périphérique ou d'une lésion centrale du système nerveux.

Dans le premier cas, les racines nerveuses qui constituent le plexus brachial sont comprimées dans leur passage à travers la dure-mère, ou dans les trous de conjugaison. La paraplégie est alors consécutive à une névrite qui reste limitée au plexus brachial; il n'est donc pas étonnant qu'elle occupe les membres supérieurs. Elle sera facilement reconnaissable aux

(1) Guy's Hosp. Rep., 1858. — (2) Med. Chir. Trans., p. 216, t. 22, 1839.

caractères qui accompagnent la paralysie de cause périphérique, à savoir : l'atrophie musculaire, la perte de la contractilité électrique, l'abolition des actes réflexes, Marshall-Hall regardait la compression du plexus brachial, comme la cause probable de la paraplégie cervicale.

Mais il est certain que cette théorie ne peut s'appliquer à tous les faits. Budd cite une observation relative à un mal de Pott cervical, où les bras furent paralysés les premiers; or dans ce cas les bras n'étaient pas paralysés par suite d'une lésion des nerfs périphériques; car l'un d'eux devenait sous l'influence de la défécation et de la miction, le siége d'actes reflexes (1).

La paraplégie isolée des membres supérieurs peut donc, dans quelques cas, reconnaître pour cause, une affection spinale. Les notions que l'on possède sur les fonctions des diverses parties de la moelle épinière, permettent de rapporter cette forme de paraplégie à deux lésions bien distinctes du cordon médullaire.

1° M. Brown-Séquard conclut d'observations intéressantes citées dans son *Journal de physiologie*, que les conducteurs (2) pour les mouvements volontaires des membres thoraciques, à la partie supérieure de la région cervicale de la moelle épinière, sont plus superficiels que ceux des membres abdominaux. On conçoit donc qu'une cause de compression agissant à la périphérie puisse atteindre, en premier lieu, les tubes nerveux destinés aux membres supérieurs, et que, par suite, la paralysie des bras soit antérieure à celle des membres inférieurs. Dans ce cas, les membres paralysés ne subiront pas l'atrophie; ce qui établit une distinction bien tranchée entre ce cas et le suivant.

2° Il est bien démontré que les cellules nerveuses des

(1) Pathology of the spinal Chord. p. 161 in Méd. chirurg. Transact., t. XXII, 1839.

(2) Transmission des impressions sensitives dans la moelle épinière. Brown-Séquard. Journal de la physiologie. Paris, 1863.

cornes antérieures remplissent à la fois des fonctions trophiques et motrices. Si nous supposons une lésion bornée aux cornes antérieures de la région cervicale, cette lésion aura pour conséquence la paralysie et l'atrophie des membres supérieurs, et n'aura aucun retentissement sur les membres abdominaux. Les observations de tubercules de la moelle fournisssent des preuves péremptoires à l'appui de cette opinion. Lorsque le tubercule se développe dans la substance grise de la substance cervicale, il détermine l'absorption progressive du tissu propre de cet organe, et, par suite, la paralysie des membres inférieurs et l'atrophie musculaire, tandis que les membres inférieurs sont respectés pendant quelque temps (1).

Nous avons eu l'occasion d'observer, à la Salpêtrière, un cas de paraplégie cervicale de cause traumatique qui parait se rattacher à la lésion de la moelle épinière elle-même.

OBSERVATION

Boutin (Auguste), 21 ans, né à Saint-Hilaire (Vendée).

Quatre jours après l'entrée de l'armée française à Paris, ce jeune soldat fut grièvement blessé par une balle, près du pont d'Austerlitz; le projectile avait pénétré à gauche, dans la région sus-hyoïdienne, et paraissait avoir suivi un trajet oblique de haut en bas, de gauche à droite et d'avant en arrière; les corps des vertèbres cervicales inférieures devaient être intéressés à leur partie antérieure.

Deux soldats conduisent le blessé à l'ambulance de la Salpêtrière, en le soutenant sous les bras; celui-ci, quoique un peu affaibli, marchait sans trop de difficulté; il avait conservé en grande partie l'usage de ses membres inférieurs; les membres supérieurs étaient extrêmement faibles, et retombaient inertes quand on les soulevait; la paralysie des bras était plus marquée à droite qu'à gauche. La tête était rigide dans l'extension, la déglutition difficile. Pendant les jours suivants, le malade continua à se servir de ses membres inférieurs; il descendait seul de son lit pour uriner; la paralysie des membres inférieurs devint à peu près complète, et, pendant quelques jours, on put observer une paraplégie cervicale bien caractérisée.

(1) Budd, 1858, Guy's Hospital Reports.

20 juin. On fut obligé de sonder le malade.

Le 25. On remarqua un affaiblissement considérable des quatre membres, principalement du côté droit. La flaccidité était complète ; il n'y avait ni spasmes, ni contracture. Le malade présenta une incontinence de l'urine et des matières fécales.

10 juillet. La paralysie des membres supérieurs persiste; le bras droit paraît insensible aux piqûres. Le malade peut élever la jambe gauche ; la droite ne peut quitter le lit. La miction est involontaire. On constate un épanchement à la base du poumon droit.

Le 13. On s'aperçoit qu'une eschare large comme la paume de la main s'est développée sur le milieu du sacrum.

Mort le 21 juillet 1871.

A l'*autopsie*, on trouve une fracture des cinquième, sixième et septième vertèbres cervicales. Un fragment ossenx était adhérent à la duremère, et paraissait avoir comprimé le renflement cervico-brachial.

Il y avait en ce point un épanchement sanguin peu considérable ; le sang s'engageait dans les trous de conjugaison du côté gauche et enveloppait toutes les racines des nerfs; le plexus brachial offrait, de ce côté, une vive injection. La moelle offrait, à ce niveau, une coloration blanchâtre et un ramollissement très-marqué. Examinée à l'état frais, elle présenta des corps granuleux; sur des coupes, on constata que la substance blanche n'offrait pas d'altération profonde, mais seulement une myélite commençante qui occupait toute l'épaisseur du segment médullaire, et en particulier la substance grise dont quelques cellules nerveuses avaient subi une atrophie évidente. Des racines antérieures et les nerfs du plexus brachial présentaient de la névrite avec état granulo-graisseux des tubes nerveux ; les muscles du membre supérieur droit avaient conservé leur structure normale ; on n'y remarquait ni multiplication des noyaux, ni granulations dans les fibres striées.

Cette observation pourrait peut-être se rattacher aux cas de paraplégie cervicale par lésion des conducteurs les plus externes de la substance blanche, et confirmer ainsi l'opinion émise par M. Brown-Séquard. Il est probable, en effet, qu'au moment de l'accident, la moelle aura été intéressée par le fragment osseux, surtout dans sa partie la plus antérieure et la plus superficielle, et que la myélite occasionnée par le traumatisme n'aura envahi que consécutivement la substance grise et les cordons postérieurs.

L'affaiblissement des quatre membres a sans doute correspondu à cette extension de la lésion médullaire.

Indépendamment de la paralysie isolée des membres supérieurs, d'autres symptômes importants se rencontrent dans le mal de Pott cervical.

L'épilepsie symptomatique de cause spinale est plus fréquente quand la compression siége à la région cervicale que dans les autres formes de mal cervical. La malade de M. Bouchard présentait des convulsions épileptiformes.

Les phénomènes pupillaires ne sont pas rares.

On a observé en pareil cas la dilatation des deux pupilles (Erlich), la dilatation unilatérale de la pupille (Leudet, Rosenthal), la dilatation, puis immédiatement après la contraction de la pupille qui persiste, avec injection de l'œil du côté droit de la face (Gerhardt).

Chez un de nos malades, la pupille gauche était plus dilatée que la droite (obs. 3). Le mal vertébral occupait la région dorsale; mais on trouva de la sclérose dans le cordon latéral gauche, à la région cervicale; le cordon latéral droit était normal. Ce fait nous a paru intéressant; nous le signalons ici sans commentaires.

Divers symptômes bulbaires ont été signalés; tels sont : l'altération, puis la perte de la voix; la difficulté de la mastication et la dysphagie; la gêne de la respiration, qui devient de plus en plus laborieuse et finit par se suspendre complétement. Les altérations des nerfs phréniques et pneumo-gastriques suffisent à produire ce résultat. Enfin, la mort peut arriver subitement, lorsque, par exemple, le malade fait un effort pour lever la tête.

CHAPITRE IV

DIAGNOSTIC.

Les caractères que nous venons d'assigner à la paraplégie du mal de Pott seraient tout à fait insuffisants pour établir le diagnostic de cette affection. Ils permettent tout au plus d'affirmer la présence d'une myélite par compression. La constatation de la déviation spinale, et la présence d'un abcès, permettént d'établir un diagnostic plus précis, et lui donnent un grand caractère de probabilité. Cependant, la certitude n'est pas absolue, et même, avec de tels symptômes, il existe une cause d'erreur. Le cancer, quand il attaque la colonne vertébrale, peut produire une paraplégie avec déviation; de plus, une tumeur encéphaloïde, faisant saillie d'un côté de la colonne vertébrale, peut donner le change pour un abcès (Holmes).

Nous pensons que cette dernière particularité est rare, et que la cause d'erreur, quand elle existe, est facile à éviter. Pour ce qui concerne la déviation, le diagnostic de sa cause n'offrira pas de difficulté, dans tous les cas de cancer secondaire qui sont de beaucoup les plus nombreux. Quand le cancer ou un autre tissu pathologique, se développe primitivement dans les vertèbres, et qu'il amène un affaissement de la colonne, le diagnostic reste le plus souvent entouré de la plus grande obscurité. La forme de la gibbosité ne nous paraît pas avoir une grande importance. Chez une de nos malades elle était arrondie (obs. 6), chez l'autre, elle était anguleuse (obs. 8). On crut, dans ce dernier cas, à l'existence d'un mal de Pott, et l'erreur ne fut reconnu qu'à l'autopsie. Quand à la paraplégie, elle est identique dans les deux cas; on à note l'acuité habituellement plus grande des douleurs dans le cancer de la colonne vertébrale; mais ce signe n'a qu'une valeur relative, car dans le mal de Pott, on peut observer quelquefois des douleurs fulgurantes.

Les lésions de la moelle et des méninges qui peuvent déterminer la paraplégie avec contracture, ne pourraient être con-

fondues qu'avec les cas rares de mal vertébral, où la paraplégie existe sans gibbosité. Ici, comme précédemment, les caractères de la paraplégie ne seraient que d'un faible secours pour établir le diagnostic. Mais à part ces cas exceptionnels la distinction sera généralement facile.

Nous n'essayerons pas d'insister sur le tableau clinique de chaque variété de myélite par compression; cela nous entraînerait à des longueurs qui seraient du reste sans utilité réelle. Quelques-unes de ces lésions, telles que les affections syphilitiques, tuberculeuses, etc., n'offrent rien de caractéristique dans leur symptomatoligie, et ne peuvent être reconnues qu'à l'aide des antécédents et des commémoratifs. Les plus fréquentes de ces lésions, les tumeurs des méninges, et la pachymingite cervicale, nous arrêteront seules quelques instants.

Les tumeurs des méninges déterminent, comme le mal de Pott, des douleurs spontanées en ceinture et dans les membres inférieurs, puis la paraplégie avec contracture, précédée par une période flaccidité. L'évolution de la maladie est peut-être la seule différence qui existe entre ces deux affections. Les tumeurs n'offrent que rarement des temps d'arrêt dans leur développement; les symptômes qu'elles déterminent présentent une aggravation progressive, jusqu'à ce que l'apparition des eschares vienne terminer la scène. Deux ou trois ans au plus s'écoulent entre l'apparition des premiers symptômes et la terminaison fatale. Le diagnostic des tumeurs, ne peut donc se fonder sur aucun signe pathognomonique. Quand à la question de savoir si la tumeur affecte les cordons antérieures ou les cordons postérieurs, il serait illusoire, dit M. Charcot (1), de chercher à le déterminer; il n'y a pas de différence appréciable dans les deux cas. C'est en effet, ce que nos observations nous ont démontré jusqu'à l'évidence.

Si la tumeur est latérale, les phénomènes paralytiques ne seront pas également prononcés dans les deux membres; on pourra même observer l'hémiparaplégie.

(1) Leçons cliniques sur les paraplégies par compression, 1868, inéd.

La compression déterminée par la pachyméningite cervicale, est d'un diagnostic facile; elle se reconnaît à des signes dont l'ensemble constitue une forme clinique bien caractérisée. Douleurs vives dans les nerfs du plexus cervical; paralysie plus ou moins complète des membres supérieurs et inférieurs qui sont contracturés, et enfin, symptôme capital, atrophie musculaire occupant surtout, les membres thoraciques; tels sont les principaux signes dont la réunion donne au diagnostic une certitude presque complète.

CHAPITRE V

CONSIDÉRATIONS PRONOSTIQUES ET THÉRAPEUTIQUES.

Chacune des lésions qui peuvent comprimer et enflammer la moelle épinière a son degré particulier de gravité.

S'agit-il des tumeurs des méninges, le pronostic est fatal; les symptômes s'aggravent d'une manière incessante, jusqu'à la mort qui arrive assez rapidement, et qui est annoncée par l'apparition des eschares.

Les affections syphilitques de la moelle diffèrent des précédentes, au double point de vue du pronostic qui est d'une bénignité relative, et du traitement qui est en général tout puissant. « La guérison, dit Rollet (1) est la terminaison du plus grand nombre des paraplégies syphilitiques; mais elle est d'autant plus difficile à obtenir que les accidents sont plus anciens et plus tardifs. » Nous avons en ce moment sous les yeux un cas de paraplégie syphilitique incomplète qui a débuté dix-huit ans après l'accident primitif, et qui s'est montrée jusqu'ici rebelle au traitement spécifique.

Dans la méningite hypertrophique, la moelle, comme nous l'avons vu, est comprimée circulairement et dans une assez grande étendue, par les membranes qui s'épaississent. Il

(1) Traité des maladies vénériennes, p. 927.

semblerait *à priori*, que l'altération médullaire dut s'aggraver indéfiniment, par suite de l'épaississement progressif des méninges, et amener la terminaison fatale, au bout d'un laps de temps très-court. Il n'en est rien cependant; la maladie peut subir de longues périodes d'arrêt; l'arrêt peut même être définitif; et les mouvements tendent alors à se rétablir. C'est là un fait remarquable, que M. Charcot a pu observer plusieurs fois en étudiant la marche naturelle de cette affection, et qu'il est important de bien connaître, pour ne pas faire honneur à la thérapeutique d'une guérison dont la nature seule a fait tous les frais.

L'envahissement de la colonne vertébrale par une tumeur est d'un pronostic très-grave; la mort en est la conséquence à une période plus ou moins éloignée. D'après nos observations, cette terminaison arrive plus rapidement pour le carcinome et le fibro-sarcome, que pour l'hétéradénome. Dans tous ces cas, la thérapeutique est impuissante. Nous ne parlons pas des tumeurs syphilitiques qui se développeraient à la face postérieure des corps vertébraux, et feraient saillie dans le canal rachidien. L'anatomie pathologique n'a pas encore fourni la preuve matérielle de leur existence.

Le mal de Pott par carie ou affection tuberculeuse des vertèbres est loin d'offrir la même gravité que l'envahissement des vertèbres par les tumeurs dont nous venons de parler.

L'affection osseuse, dans ce cas, peut se terminer par la guérison. Quelle que soit la gravité de l'altération médullaire, quelque profonde que soit la destruction des tubes nerveux, ceux-ci tendent à se régénérer, comme nous l'avons dit à propos de l'anatomie pathologique. La guérison fréquente de la paraplégie, suite de mal de Pott, est un fait sur lequel M. Leudet a justement insisté dans un mémoire spécial (1). L'intervention chirurgicale, quand elle a lieu à propos, peut favoriser cette terminaison heureuse.

(1) Curabilité des accidents paralytiques, consécutifs au mal vertébral de Pott. Société de Biologie, 1862-63, t. IV, p. 102.

M. Charcot, qui depuis un certain nombre d'années, applique la cautérisation au fer rouge, au traitement de la paraplégie liée au mal de Pott, lui doit un assez grand nombre de succès. La guérison, a-t-on objecté, ne doit pas être attribuée à la cautérisation ; elle peut survenir spontanément lorsqu'on abandonne le mal de Pott à lui-même. Nous savons, en effet, qu'il en est ainsi dans quelques cas, comme nous venons de le dire ; mais nous sommes convaincus que la cautérisation hâte singulièrement la guérison des paraplégies qui tendent à s'améliorer, et qu'elle est quelquefois le signal d'un amendement notable, pour celles qui tendent à persévérer indéfiniment. Lorsque, en effet, une paraplégie par mal de Pott, livrée à elle-même, reste stationnaire, ou même paraît s'aggraver, et que l'on voit après une première cautérisaton les douleurs cesser, et les membres inférieurs, jusque-là contracturés, s'étendre ; aprés une deuxième, les mouvements se rétablir, il est difficile de ne pas voir là, une relation de cause à effet. (observ. 3, 9, etc.) Toutes les paraplégies par mal de Pott, ne sont évidemment pas curables. Il serait d'une importance capitale de pouvoir distinguer par certains signes bien établis, les cas rebelles au traitement, de ceux où la cautérisation peut être appliquée avec avantage. Mais jusqu'à présent, nous sommes sans donnée précise sur ce point de diagnotic. Il est bien évident que le traitement par les pointes de feu ne peut s'appliquer aux malades qui présentent des abcès par congestion. Mais parmi les cas de mal Pott, sans abcès, il y aurait encore une distinction à établir. Or, ni la forme de la gibbosité, ni la violence plus au moins grande des douleurs, ni les altérations de la sensibilité ne peuvent servir à guider le chirurgien. La contracture regardée autrefois comme un signe d'une extrême gravité, ne paraît diminuer en rien les chances de succès de la cautérisation. Dans les quatre observations de guérison que nous citons, deux fois la paraplégie était avec flaccidité des membres ; deux fois, elle s'accompagnait de contracture permanente.

OBSERVATIONS

Observation I

(Communiquée par mon collègue et ami M. Cazalis).

Mal de Pott commençant. — Mort par bronchite capillaire, avant la paraplégie. — Pachyméningite et myélite.

Laurent (Marie), de Paris, 5 ans et demi, entre à l'hôpital Sainte-Eugénie, salle Sainte-Marguerite, lit n° 12, service de M. Triboulet, le 18 décembre 1669.

Cette enfant est amenée à l'hôpital pour une rougeole compliquée de bronchite capillaire. Le 1er janvier 1870, la bronchite généralisée durait encore ; les râles très-fins et nombreux, l'asphysie toujours imminente, le pouls petit et fréquent, la pâleur mate de la peau, les teintes bleues des lèvres, des conjonctives et des extrémités, suffisaient pour porter le diagnostic.

Au moment de son entrée, on avait reconnu l'existence d'une saillie osseuse de la neuvième ou dixième vertèbre dorsale. D'après les renseignements fournis par les parents, cette saillie n'existait que depuis peu de temps ; mais ils ne pouvaient préciser la date.

On n'observait pas encore de paraplégie, mais une faiblesse générale qu'il était naturel de mettre sur le compte de l'état général de l'enfant ; les jambes ne paraissant pas plus faibles que les membres supérieurs.

Cet état de choses persista le mois de janvier et la moitié du mois de février. Pendant ce laps de temps, on crut plusieurs fois à la mort certaine de l'enfant ; les bulles devinrent plus grosses ; quelques-unes prirent le caractère de craquements ; on entendit du souffle tubaire dans plusieurs points. On posa le diagnostic de phthisie pulmonaire. Cependant l'état général s'améliora et l'enfant fut transportée à la salle des chroniques.

Le 4 mars, elle fut placée au n° 40 de la salle Sainte-Geneviève. On constata alors que la saillie vertébrale avait fait des progrès ; au lieu d'une simple saillie, il existait une véritable gibbosité à la fin de la région dorsale.

Malgré l'affaissement plus prononcé du rachis, l'enfant ne présentait pas de paraplégie véritable ; on ne remarquait pas de spasmes dans les membres inférieurs. Les urines étaient rendues dans le lit, mais on n'y

attacha aucune importance ; le fait étant la règle à cet âge, et surtout dans l'état de santé de l'enfant.

Vers la fin du mois de mars, un état véritablement hectique s'empara de cette petite fille ; on constata du souffle à la base droite, sans matité pleurétique, des râles à grosses bulles généralisés. La fièvre continuelle avec redoublement le soir, la pâleur, l'asphysie lente, la diarrhée continuelle accompagnaient ces signes locaux.

Enfin, la mort survint le 9 avril.

Autopsie. — Enfant d'une maigreur extrême. A l'ouverture de la poitrine, il s'écoule des deux plèvres une certaine quantité de sérosité citrine, limpide, que l'on peut évaluer à 150 grammes. Le péricarde renfermait aussi une certaine quantité de sérosité semblable à la précédente. Il n'y a sur le péricarde et sur la plèvre gauche aucun indice d'inflammation, ni de fausses membranes. La plèvre droite est assez fortement vascularisée.

Poumon droit. Le lobe inférieur présente de l'hépatisation grise dans toute son étendue ; les autres lobes présentent des lobules passés à l'état fœtal, et d'autres simplement congestionnés. Les lobules du sommet et du bord antérieur sont un peu emphysémateux.

Poumon gauche. On trouve dans le bord postérieur, deux foyers caséeux sous la plèvre ; l'un, de la grosseur d'une noisette, est crétacé dans son milieu. Mêmes apparences d'état fœtal et de congestion que dans le côté droit.

Les bronches dans ces deux poumons sont injectées, et dilatées dans leurs parties moyenne et dernière ; elles sont remplies de mucosités visqueuses, tenaces, sanguinolentes par places.

Pas de tubercules miliaires.

Les ganglions bronchiques sont très-volumineux, très-congestionnés, durs, mais sans offrir la moindre apparence caséeuse.

Le cœur ne présente rien à noter.

L'abdomen contient une quantité de liquide citrin que l'on peut évaluer à deux verres. Pas de signes de péritonite. Les intestins sont exsangues, et distendus par des gaz ; il en est de même de l'estomac qu offre un volume énorme.

Foie anémié, graisseux par places.

Reins, très-anémiés, et de plus, arrivés à un degré avancé de dégénérescence graisseuse.

Vertèbres. — Dure-mère. Moelle.

En arrière des vertèbres malades, se trouvait une petite poche à peine sensible, formée par le tissu cellulaire prevertébral refoulé, et remplie

d'une matière caséeuse solide. Le surtout ligamenteux postérieur est déchiré à ce niveau, et le contenu de la poche vient se mettre en rapport avec la face antérieure et externe de la dure-mère.

En ce point, cette membrane paraît comme hérissée d'une foule de petites végétations de couleur grisâtre, et de consistance friable, qui forment par leur réunion une plaque offrant une étendue d'environ 4 ou 5 centimètres carrés. Partout ailleurs, la dure-mère est saine.

La moelle ne présente pas de rétrécissement appréciable ; elle a sa coloration et sa consistance normales. L'examen microscopique y montre à l'état frais, des corps granuleux nombreux, et des noyaux. L'examen des coupes, après durcissement dans l'acide chromique, confirme l'existence d'une myélite commençante et généralisée à toute l'épaisseur du segment médullaire.

Observation II.

Mal de Pott lombaire. — Sclérose ascendante du cordon latéral gauche.

Talon (Antony), âgé de 2 ans, né à Paris, le 2 mai 1867, entré à l'hôpital des Enfants-Malades, le 9 novembre 1869.

Les renseignements sur le début de la maladie font défaut ; on sait seulement, qu'au moment de l'entrée à l'hôpital, cet enfant était déjà paralysé et contracturé, et offrait une gibbosité. A cette époque, la paralysie et la contracture n'affectaient que les membres supérieur et inférieur gauches; il y avait une véritable hémiplégie avec rigidité. Plus tard, le membre inférieur droit devient paralysé à son tour ; et le membre supérieur du même côté conserva seul ses mouvements.

Nous eûmes l'occasion de voir cet enfant dans le courant de mars 1870.

A cette époque, la paralysie est complète ; l'enfant garde constamment le décubitus dorsal. Les deux cuisses sont fléchies sur le bassin et les jambes sur les cuisses ; on peut, par une traction légère, mettre les membres dans l'extension, sans de grandes difficultés ; mais aussitôt qu'on les abandonne à eux-mêmes, ils reprennent leur position primitive.

Le membre supérieur gauche offre aussi une paralysie avec contracture ; l'avant-bras, fléchi sur le bras, ne s'étend pas sous l'influence de la volonté ; mais on parvient à opérer l'extension avec assez de facilité, comme pour les membres inférieurs. L'avant-bras reste étendu pendant quelque temps, puis la flexion se reproduit spontanément.

On n'observe rien d'anormal du côté du membre supérieur droit, qui seul peut exécuter des mouvements, lorsque l'enfant s'agite.

La sensibilité paraît conservée, autant du moins qu'on peut en juger.

L'enfant perçoit très-bien les pincements et les piqûres. Le chatouillement de la plante des pieds paraît déterminer une sensation très-désagréable, et donne lieu à quelques mouvements dans les membres inférieurs.

L'amaigrissement des membres contraste avec le thorax dilaté, et le ventre volumineux de l'enfant.

Il n'y a pas d'inégalité pupillaire.

Le petit malade présente de l'incontinence des urines et des matières fécales.

Une gibbosité bien accusée existe au commencement de la région lombaire. Au-dessous de la gibbosité, un abcès par congestion de petit volume s'est formé, puis s'est ouvert, il y a quelques jours.

Le 22 mars, pendant la nuit, l'enfant a eu des convulsions dans les membres supérieurs qui étaient agités de mouvements toniques et cloniques; dans la face, et dans les yeux qui ont présenté du strabisme.

La mort a eu lieu le 2 avril; l'enfant s'est éteint peu à peu, et a paru succomber à une asphyxie lente.

Autopsie. — Foie volumineux, occupant près de la moitié de la cavité abdominale, et refoulant le diaphragme. — L'action de l'iode démontre que cet organe a subi la dégénérescence amyloïde.

Les reins, très-pâles, offrent aussi la réaction de l'état amyloïde.

Le cœur ne présente aucune altération.

Poumons. Le poumon gauche est adhérent; le lobe supérieur atteint de bronchectasie, le lobe inférieur emphysémateux.

Le poumon droit est emphysémateux, non splénisé.

Pas de pneumonie caséeuse. Pas de granulations tuberculeuses, ni dans les poumons, ni dans la plèvre, ni dans le péritoine.

Cerveau. A la partie antérieure du lobe sphénoïdal droit, on trouve une pseudo-membrane grisâtre, formée de leucocytes; il s'agit là probablement d'une méningite purulente localisée. Pas de granulations dans la scissure de Sylvius.

On ne trouve aucune lésion dans l'épaisseur du cerveau, ainsi que dans le cervelet.

Moelle. A l'œil nu, on ne découvre aucune altération. L'examen microscopique, à l'état frais, n'a pas fait trouver de corps granuleux.

Sur les coupes, on trouve de la sclérose avec une déformation énorme de la moelle, dans le point qui correspond à la lésion de l'épine. Les

coupes, faites en ce point, présentent une insymétrie frappante. (Fig. 1, pl. II.)

Au-dessus de la lésion principale, on constate une sclérose ascendante des cordons latéraux, peu marquée à droite, très-manifeste au contraire à gauche surtout à la région cerviale. (Fig. 2, pl. III.)

Colonne vertébrale. La gibbosité forme un angle droit, dont le sommet correspond à l'union de la région dorsale avec la région lombaire. La colonne étant redressée, on voit une perte de substance de 3 centimètres à peu près dans le sens vertical. Dans cette cavité se trouvent deux séquestres assez volumineux ; le plus gros représente les derniers vestiges de la première vertèbre lombaire ; la douzième dorsale est détruite en grande partie ; il en est de même de la deuxième vertèbre lombaire dont un fragment constitue le second séquestre.

Le ligament vertébral postérieur est intact, et isole le canal rachidien de la lésion. De même en avant, le surtout ligamenteux antérieur, établit une séparation entre la lésion osseuse et les viscères contenus dans l'abdomen et le bassin. Il n'y a pas d'abcès par congestion.

La colonne vertébrale, en s'inclinant en avant, forme donc en arrière une arête mousse sur laquelle les méninges et la moelle épinière paraissent subir un véritable tiraillement, qui a peut-être joué un rôle dans la production des altérations médullaires.

Les nerfs des membres sont sains.

Les muscles des membres inférieurs ont été examinés avec soin ; quelques fibres sont granuleuses, et leurs stries ont disparu ; mais il n'y a pas de gouttelettes de graisse. La plus grande partie a conservé la structure normale.

Observation III.

Mal de Pott dorsal. — Paraplégie avec contracture, guérie par l'application réitérée de pointes de feu. Mort par suite de coxalgie. — Examen de la moelle.

Dupray, veuve Goubert, âgée de 34 ans, entrée à l'infirmerie de la Salpêtrière, le 4 janvier 1864.

Cette femme a été réglée à 18 ans, et depuis cette époque, la menstruation a été régulière. Mariée à l'âge de 22 ans, elle a eu d'abord un accouchement gémellaire ; les deux enfants n'ont vécu que quinze jours. A 25 ans, elle a un troisième enfant qui est mort du croup à 4 ans. La malade s'était bien portée jusqu'à l'époque de sa seconde couche. Ayant nourri son enfant pendant quatre mois, elle s'est aperçue qu'elle mai-

grissait beaucoup, qu'elle s'affaiblissait de plus en plus, et que sa colonne vertébrale commençait à fléchir. M. Guérin lui fit appliquer des cautères et prescrivit des bains sulfureux. Au bout de trois mois, elle éprouvait des engourdissements dans les membres inférieurs; la flexion de la colonne avait augmenté. La malade sentait ses jambes s'affaiblir progressivement; s'étant alitée pendant trois semaines, elle ne put pas se relever. Elle entre alors à l'Hôtel-Dieu, avec une paraplégie complète, et une diminution notable de la sensibilité des membres inférieurs. De l'Hôtel-Dieu, elle va à Cochin, puis à Necker. Dans ce dernier hôpital, une amélioration se manifesta; les mouvements se rétablirent en partie; la malade pouvait marcher le long des lits. Cette amélioration ne fut pas de longue durée; la paraplégie redevint complète, et la malade, après avoir séjourné quelque temps à la Pitié, entre à la Salpétrière, le 4 janvier 1864.

A cette époque, il existe une paraplégie complète avec contracture; les membres inférieurs sont dans la flexion ; il est impossible de les redresser complétement; en même temps, ils sont dans l'adduction forcée; les genoux sont collés l'un contre l'autre avec une telle force, qu'on a de la peine à les séparer. Le membre inférieur droit est contracturé plus fortement que le gauche. Quand on chatouille la plante des pieds, les membres sont pris d'une secousse avec exagération de la flexion. Rien de précis n'a été noté, concernant les différents modes de la sensibilité.

Le 10 janvier 1864, on appliqua des pointes de feu pour la première fois. Une deuxième cautérisation eut lieu vers le 20 février; une troiième vers le commencement d'avril.

Après la première cautérisation, les douleurs de reins qu'éprouvait la malade sont devenues moins fortes; après la deuxième, la contracture diminua peu à peu, et les jambes commencèrent à s'allonger. Enfin, trois mois après la dernière cautérisation, la malade commença à se lever à l'aide de béquilles; sa démarche, d'abord chancelante, devint peu à peu plus sûre ; mais elle était toujours fort gênée, parce que le talon droit ne pouvait appuyer par terre; en effet, le membre droit, par suite de rétraction tendineuse, restait toujours dans un état de demi-flexion, qui diminuait sa longueur.

M. Charcot envoya alors la malade dans le service de M. Broca, pour qu'elle y subit l'opération de la ténotomie. On lui fit la section sous-cutanée du tendon du demi-membraneux. Le 3 septembre 1864, elle quitta le service de M. Broca, pour rentrer dans son dortoir.

Revue quelque temps après, la malade était méconnaissable; les mou-

vements des membres inférieurs étaient parfaitement libres ; la malade marchait au moins pendant quelque temps, sans bâton, ni béquilles, et sans boîter aucunement ; l'attitude était droite, seulement la tête était fortement renversée en arrière. La gibbosité était considérable.

La guérison de la paraplégie s'est maintenue, sans jamais se démentir, jusqu'au 12 février 1869, pendant plus de quatre ans. A cette époque, des symptômes de coxalgie ramènent cette femme à l'infirmerie.

Elle éprouve dans l'articulation coxo-fémorale gauche des élancements douloureux qui retentissent dans la cuisse et les genoux. La cuisse se fléchit peu à peu sur le bassin. En examinant la région de la hanche, on trouve un empâtement considérable avec rougeur à la peau, en dehors du grand trochanter et dans la région fessière. Cette tumeur devient manifestement fluctuante. La malade a des frissons, de l'inappétence, 100 pulsations à la minute.

Le 12 mai, après avoir chloroformé la malade, on fait une ponction oblique avec un bistouri étroit, qui donne issue à un pus séreux et granuleux. On fait des lavages à l'eau tiède, et dans la même journée, une injection de teinture d'iode. Les jours suivants, la collection purulente se reformant toujours, on fait plusieurs ponctions successives, suivies d'injections iodées. Depuis cette époque, la malade est prise tous les soirs d'un accès de fièvre plus ou moins intense ; elle se plaint aussi de douleurs en ceinture persistantes, intolérables. L'état général s'aggrave de jour en jour; il survient du subdélirium, de la somnolence, des transpirations abondantes. La malade succombe le 18 septembre 1869.

Autopsie. — Sujet d'une maigreur excessive.

Les poumons sont très-adhérents, surtout le droit, dont la portion postérieure et inférieure reste attachée aux côtes. Ils ne renferment pas d'abcès métastatiques ; mais leur friabilité est excessive.

Le foie est gras, sans abcès métastatiques.

La rate énorme, diffluente.

Le cœur petit, n'offre pas d'altération.

Les reins sont normaux ; l'utérus sain.

L'examen de la cuisse montre que deux trajets fistuleux débouchent dans la plaie extérieure. Le premier conduit au psoas iliaque qui est très-altéré, et même détruit partiellement. Le second trajet fistuleux mène à la tête du fémur qui est luxée et appliquée contre l'os iliaque à 2 centimètres au-dessus de la cavité articulaire. La tête du fémur est nécrosée et présente des ostéophytes ; toute la partie de l'os coxal sur laquelle elle repose présente la même coloration; les ligaments articulaires n'existent plus.

A l'ouverture du canal rachidien, on aperçoit la dure-mère recouverte dans une grande étendue d'un exsudat grisâtre qui la rend adhérente à la face postérieure des corps vertébraux altérés.

Une production ostéoforme comprime la moelle au niveau de la troisième vertèbre dorsale. Le cordon médullaire offre en ce point un rétrécissement extrême, qui réduit le volume de la moelle à celui d'une plume d'oie. Au-dessus et au-dessous, cet organe reprend progressivement ses diamètres normaux. Des coupes, faites après durcissement dans l'acide chromique, montrent au point rétréci une altération remarquable que nous avons décrite et que représente la fig. 2, pl. II. Au-dessus, on observe une sclérose des cordons postérieurs; au-dessous, une sclérose des cordons latéraux. (Fig. 1, pl. III.)

Observation IV.

(Communiquée par mon excellent ami M. Candellé.)

Mal de Pott lombaire. — Abolition de la motilité et de la sensibité. — Autopsie. — Pachyméningite. — Lésions graves de la moelle.

Gros (Jean), âgé de 13, entré à l'hôpital Sainte-Eugénie, le 16 septembre 1869.

Enfant tuberculeux, présentant des craquements dans les deux poumons. Il est déjà paraplégique au moment de son entrée. Une gibbosité très-considérable existe au niveau de la septième dorsale, faisant un angle à sommet directement tourné en arrière. La déviation de la colonne s'est effectuée peu à peu; il n'y a jamais eu de douleurs bien vives.

La paraplégie est complète: les deux membres inférieurs sont contracturés dans la flexion; la cuisse est fléchie sur le bassin, et la jambe sur la cuisse.

On n'observe aucun symptôme aux membres supérieurs, qui conservent la liberté de leurs mouvements.

La sensibilité paraît abolie dans tous ses modes. Le malade ne sent ni le toucher, ni le froid, ni le chaud; il ne perçoit pas les piqûres.

Les excitations portées sur les membres amènent des mouvements réflexes très-manifestes, surtout dans la cuisse droite.

La défécation et la miction s'exécutent volontairement, mais parfois, surtout cette dernière, avec un peu de difficulté.

7 janvier. Le malade est très-assoupi depuis quelques jours; il tousse et crache beaucoup. La peau est chaude, le pouls accéléré.

Mort le 29 janvier, à dix heures du matin.

Autopsie. — Les deux poumons présentent à leurs bases des masses de pneumonie caséeuse. Le sommet du poumon droit, logé dans l'ouverture de l'angle formé par l'épine, s'était déchiré et comme déchiqueté au contact des fragments rugueux des vertèbres.

Colonne vertébrale. — Elle est courbée à angle droit. Le sommet de l'angle est formé par l'apophyse épineuse de la dixième vertèbre dorsale. Cinq corps vertébraux sont altérés; deux ont complétement disparu. Le calibre du canal, à ce niveau, est au moins égal à celui des parties saines; il n'y a donc pas eu de compression produite par les os. Les vertèbres situées dans le voisinage de la gibbosité présentent les caractères de l'affection dite *tuberculeuse des os*, c'est-à-dire des aréoles renfermant une matière de coloration gris-rosé et transparente, et, en certains points, une infiltration du tissu osseux par une matière jaune, caséeuse.

La dure-mère présente un épaississement considérable, surtout dans la partie qui correspond aux corps vertébraux altérés; de là, cet épaississement gagnait les parties latérales. Dans l'épaisseur de la pseudo-membrane s'étaient formés un certain nombre de petits abcès. L'aspect extérieur de ce tissu de nouvelle formation, et sa structure histologique, ont été décrits dans l'anatomie pathologique.

La moelle était altérée à un haut degré.

Les deux coupes 3 et 4, pl. 2, faites dans la partie la plus malade, à une petite distance l'une de l'autre, indiquent les caractères de l'altération médullaire : l'une représente une méningo-myélite, l'autre une myélite scléreuse avec dislocation d'une des cornes antérieures. Nous n'insisterons pas davantage sur ces lésions, que nous avons décrites longuement.

Observation V.

(Communiquée par M. Vulpian.)

Mal de Pott à forme névralgique. — Autopsie. — Pachyméningite. — Névrite. — Sclérose des cordons postérieurs.

Jacques Scholl, tailleur de pierres, âgé de 42 ans, né à Beswiller (Bas-Rhin), entré, le 31 mars 1870, à la Pitié, salle Saint Raphaël, n° 2, service de M. Vulpian.

Cet homme ne peut fournir de renseignements sur ses antécédents héréditaires. Il jouirait habituellement d'une assez bonne santé. Il raconte qu'à la suite d'un grand effort pour soulever avec un cric un bloc

de pierre, il a ressenti une violente douleur dans la région lombaire, il y a de cela deux mois. Cette douleur avait duré cinq semaines. Quelques jours après l'accident, le malade avait eu des douleurs dans la poitrine, et aurait craché un peu de sang. Ces renseignements sont vagues, incomplets, et difficiles à obtenir d'un malade qui comprend peu le français et le parle très-mal.

Depuis une douzaine de jours, il se plaint de douleurs assez intenses dans la région épigastrique et dans les reins, qui l'empêchent de marcher sans aide.

Etat actuel. — Les douleurs de reins et de l'épigastre paraissent constituer le fait prédominant; elles augmentent quand le malade s'assied sur son lit, et surtout quand il essaye de se lever. Il ne peut marcher sans être soutenu, et s'il parvient à faire quelques pas, c'est au prix de douleurs très-vives.

On note une gibbosité assez prononcée à la réunion du tiers supérieur avec le tiers moyen de la région dorsale. La pression, indolente dans la partie supérieure de la région dorsale, devient douloureuse dans la partie inférieure de cette région, ainsi que dans la région lombaire.

L'examen du cœur et des poumons ne fait constater aucun symptôme anormal. Le malade a peu d'appétit, mais il n'aurait jamais eu de vomissements.

La vue est bonne; la pupille gauche est plus dilatée que la droite. Absence de fièvre.

9 avril. On remarque au sacrum une rougeur et un commencement d'eschares. Le malade a craché un peu de sang. Il paraît avoir quelquefois des frissons.

14 mai. L'état du malade n'a pas empiré; il semble même que les forces soient un peu revenues; mais la marche n'est pas encore possible.

Le mois suivant, le malade commença à marcher un peu; mais il restait plié en deux et éprouvait de vives douleurs.

Au commencement de juillet, le malade marchait droit, mais il se fatiguait au bout de quelques pas. Malgré cette amélioration, l'état cachectique était toujours très-prononcé.

6 août. On fait lever le malade pour l'examiner. A peine peut-il se tenir sur ses jambes; la démarche est vacillante, incertaine; il y a surtout de l'incertitude dans les mouvements de la jambe gauche. Le talon se pose sur le sol le premier; les genoux sont légèrement fléchis. Le

malade se tient debout sans marcher; mais il tremble sur ses jambes, et ce tremblement a lieu surtout du côté gauche.

Si l'on dit au malade, étant couché, de soulever ses jambes au-dessus du plan du lit, il exécute très-bien ce mouvement du côté droit, du côté gauche il l'exécute avec peine, et ne peut soulever le membre de ce côté, aussi haut que celui du côté opposé. De même, la flexion de la jambe sur la cuisse peut s'opérer avec une certaine force à droite; elle ne peut avoir lieu que faiblement à gauche. Quand le malade marche, il sent très-bien le sol du côté droit; du côté gauche, il n'éprouve qu'une vague sensation de résistance.

Il se plaint de douleurs lancinantes qui auraient pour point de départ la région lombaire ou la partie inférieure de la région dorsale, et se propageraient en ceinture jusqu'à l'ombilic. En outre, le membre inférieur gauche est le siége de douleurs fulgurantes, qui se font sentir au genou, dans la jambe et sur le dos du pied; ces douleurs sont assez vives pour arracher des pleurs au malade.

Si l'on pince la peau de l'une ou l'autre des jambes, si on tire les poils, le malade ne sent rien. L'analgésie serait peut-être moins prononcée du côté gauche. Cette perte de la sensibilité douloureuse remonte sur l'abdomen, jusqu'à niveau de l'ombilic. La sensibilité à la température est très-bien conservée.

Les bras exécutent les mouvements avec précision; les deux mains serrent avec une force assez grande. Les yeux étant fermés, le malade porte sa main sans hésitation dans l'endroit qu'on lui indique.

Pas de troubles du côté de la vue. Le malade sort facilement la langue de sa bouche; elle ne présente aucun tremblement.

On observe de la constipation, et une paresse de vessie, mais sans rétention d'urine.

Vers la fin de l'année 1870, l'état général du malade s'aggrave. La toux devient fréquente; une diarrhée opiniâtre se déclare, le malade ne se lève plus, il est d'une maigreur extrême; une eschare étendue se forme au sacrum.

La mort a lieu le 18 janvier 1871, à 5 heures du soir.

Autopsie. — Les poumons sont emphysémateux, le poumon droit est couvert de fausses membranes épaisses constituées par de la fibrine de formation récente. On ne trouve pas de tubercules.

Le cœur présente des plaques laiteuses à la partie supérieure; la même particularité s'observe sur la valvule mitrale. La crosse de l'aorte est notablement dilatée; il n'y a pas d'insuffisance de valvules sigmoïdes

de l'aorte, mais elles sont amincies; l'une d'elles même est perforée ; foie hypertrophié.

L'estomac ne présente qu'un peu d'injection à sa face interne. Dans l'intestin grêle et le gros intestin, cette injection est assez prononcée.

Moelle. — Dure mère. — Vertèbres. — La moelle n'offre rien de particulier à l'œil nu, mais sur la dure-mère, on aperçoit, à la coupe, un épaississement considérable, dans la partie qui correspond à la huitième et à la neuvième dorsale, et sur un espace de 5 à 6 centimètres. Cet épaississement n'occupe que la partie antérieure de la dure-mère. Le feuillet de l'arachnoïde, qui double cette membrane, paraît lui-même altéré et épaissi.

Le grand surtout ligamenteux postérieur est érodé et comme détruit. Entre lui et la dure-mère, on rencontre un amas de matière grenue d'apparence caséeuse. A ce niveau, les vertèbres présentent dans leur partie postérieure, une extrême friabilité. La face antérieure de la colonne vertébrale, explorée par les cavités thoraciques et abdominales, n'offre aucune lésion appréciable. Une coupe des corps vertébraux, faite parallèlement à la direction du rachis, ne fait découvrir aucune lésion osseuse, ni aucune production morbide dans le tissu spongieux qui ne présente qu'un peu de raréfaction et de friabilité.

Les altérations médullaires découvertes par l'examen microscopique ont été décrites dans la première partie de cette thèse. Nous allons les rappeler succinctement.

La moelle, comprimée dans une assez grande étendue (6 centimètres), n'offre pas, dans tout ce trajet, une altération uniforme. Vers la partie supérieure du segment comprimé, on trouve des tractus de sclérose dans les cordons postérieurs; ces tractus sont au nombre de trois : un médian et deux latéraux, qui viennent toucher les racines postérieures et suivent le trajet des filets radiculaires internes. Les racines nerveuses correspondantes présentent les caractères de la névrite avec dégénération granulo-graisseuse. Au-dessous, on trouve une sclérose périphérique qui présente de la tendance à affecter la forme annulaire, mais qui reste marquée surtout dans les cordons latéraux.

Plus bas, enfin, il n'y a plus de sclérose corticale, mais un foyer de myélite occupant la partie antérieure des cordons postérieurs, et la moitié latérale gauche de la substance grise qui est profondément altérée.

Au-dessous, la moelle recouvre peu à peu ses caractères normaux ; la région lombaire est complétement saine.

Au-dessus, on observe une sclérose assez peu marquée, que l'on suit jusqu'à la région cervicale, dans le cordon latéral gauche.

Observation VI.

Cancer primitif de la colonne vertébrale, avec paraplégie. — Autopsie.— Ramollissement et affaissement des vertèbres.

Grossetête (Appoline), 47 ans, journalière, né à Fontenay-la-Ville (Haute-Saône), entre à l'infirmerie le 2 janvier 1867.

Il y a deux ans et demi, cette femme fit une chute dans un escalier tournant; elle tomba la tête la première, et ne s'arrêta qu'au bout de trente marches. Lorsqu'on la releva, elle pouvait marcher; mais les jours suivants, la marche devint de plus en plus difficile, et quinze jours après l'accident, les membres inférieurs se fléchissaient sous elle, et n'avaient plus la force de la soutenir.

Depuis quatorze mois, elle est confinée au lit.

Actuellement, elle ne peut imprimer aucun mouvement volontaire aux membres inférieurs; il y a paraplégie complète avec flaccidité.

La sensibilité est abolie dans tous ses modes; le contact, la température, la douleur, ne sont nullement perçus.

Lorsqu'on chatouille la plante du pied, on détermine un léger mouvement réflexe dans le membre correspondant. Parfois des mouvements convulsifs se manifestent pendant la nuit, dans les membres inférieurs.

Vers la fin de la région dorsale, on remarque une saillie des apophyses épineuses, formant une gibbosité arrondie.

1er mars 1867. La malade a eu toute la journée du délire tranquille.

Le soir, à 11 heures, elle a été prise d'une attaque épileptiforme; les bras se sont agités spasmodiquement, et l'on affirme que les deux jambes, elles-mêmes, ont présenté des mouvements convulsifs. Elle a rendu du sang et de l'écume par la bouche. Les convulsions ont duré environ une heure. Depuis cette époque, elle est dans l'état où on la trouve le 2 mars à la visite du matin.

Le 2. Les deux membres inférieurs sont dans la résolution complète. On ne produit aucune espèce de mouvement en chatouillant la plante des pieds, en pinçant la peau des membres, ou en appliquant des corps froids.

Les membres supérieurs, également flasques et inertes, retombent lourdement quand on les abandonne, après les avoir soulevés; il faut seulement noter que les doigts de la main sont légèrement fermés et fléchis dans la paume de la main.

Le pincement de la peau des bras ne produit aucun mouvement réflexe, et paraît ne donner lieu à aucune sensation.

Perte absolue de la connaissance; face pâle; tête fléchie sur l'épaule droite.

Pendant l'examen, surviennent des mouvements convulsifs, saccadés, dans le côté droit de la face, qui ont pour effet de tirer vers l'oreille la commissure droite. On observe aussi quelques mouvements des yeux, et un strabisme parallèle qui porte les cornées transparentes vers le côté droit. Enfin quelques mouvements convulsifs ont lieu en même temps dans la main droite ; ils consistent en une alternative de mouvements de flexion et d'extension des doigts et du pouce, de manière à figurer l'acte de compter de l'argent. Une bave écumeuse s'est écoulée en assez grande abondance, pendant ce petit accès qui a duré une minute. La respiration est haute et inégale, et l'on perçoit de temps en temps un peu de râle laryngo-trachéal.

La mort arrive peu de temps après. On trouve à ce moment T. R. 38,4/10.

Autopsie. — Le cerveau, le mésocéphale, ne présentent rien d'anormal.

Le canal rachidien étant ouvert, on remarque, au niveau des dernières vertèbres dorsales, une saillie arrondie, formée par la face postérieure des corps vertébraux, qui proéminent dans le canal rachidien. Les dimensions du canal, à ce niveau, ne sont que peu diminuées ; la compression de la moelle ne devait pas être considérable. L'aplatissement de cet organe est médiocre ; il siége au niveau de la partie supérieure du renflement lombaire. Il semblerait que la moelle tendue par ses attaches supérieures et inférieures soit venue s'appliquer sur la convexité arrondie des corps vertébraux ; d'où son aplatissement. Le tronçon de moelle, dont le volume est diminué, a une longueur de 1 centimètre et demi environ. Il est ramolli, et de couleur un peu jaune ; au-dessus et au-dessous, la moelle a conservé sa consistance et sa coloration normales.

Les méninges sont parfaitement saines dans toute leur étendue ; et le canal rachidien n'est le siége d'aucun exsudat.

Le cœur est normal.

Les poumons sont un peu emphysémateux.

Le foie, la rate, l'utérus ne présentent aucune altération.

Il en est de même du tube digestif.

Les reins sont notablement altérés ; la substance corticale est blanche et atrophiée. Sur de minces coupes, on peut constater qu'un certain

nombre de tubes sont devenus complétement opaques par suite du dépôt de granulations graisseuses dans l'épithélium, et que le tissu conjonctif est très-épaissi. Il s'agit là d'une néphrite parenchymateuse très-accusée.

Examen microscopique de la moelle et des vertèbres.

Au niveau du segment comprimé, la moelle présente de nombreux corps granuleux dans toute son épaisseur. Dans le segment inférieur, on rencontre aussi quelques corps granuleux, soit dans les cordons antéro-latéraux, soit dans les cordons postérieurs; mais ils paraissent peu nombreux. On ne peut constater une augmentation des noyaux du tissu conjonctif.

Au-dessus de la lésion, les cordons antérieurs sont parfaitement sains. Les cordons postérieurs présentent des corps granuleux, principalement le long des vaisseaux ; on en remarque aussi quelques-uns dans les cordons latéraux.

Les tubes nerveux des racines antérieures et postérieures sont sains. Il en est de même des nerfs périphériques du plexus sacré.

La section verticale antéro-postérieure de la colonne vertébrale, au niveau de la déformation, a permis de constater la présence de petits noyaux cancéreux dans l'épaisseur des vertèbres. Ces noyaux atteignent souvent le volume d'une noisette; ils sont constitués par un tissu gélatineux, et offrent au microscope un stroma de tissu conjonctif en faisceaux, et de grandes cellules cancéreuses avec des noyaux volumineux. En quelques points, on observe une ostéite condensante. Les noyaux cancéreux ne perforent en aucun point la lame osseuse compacte postérieure à chaque vertèbre, et ne pénètrent pas dans le canal rachidien. Mais le tissu général des vertèbres est mou et flexible comme du caoutchouc; et on remarque l'écrasement et la disparition partielle de la dixième et de la onzième vertèbres dorsales.

Observations VII.

(Communiquée par mon collègue et ami M. Joffroy.)

Fibro-sarcome des vertèbres. — Paraplégie. — Autopsie. — Pénétration de la tumeur dans le canal rachidien. — Compression de la moelle.

Klein (Henri), forgeron, 58 ans, né à Bordeaux, entré le 9 juin 1871, dans la salle Saint-Vincent, n° 33, service de M. Millard.

On ne trouve dans l'hérédité de ce malade aucun fait à noter, si ce n'est que sa mère est morte hydropique. Il n'a pas eu de maladies antérieures ; pas d'alcoolisme.

Au mois de décembre dernier, il travaillait aux fortifications comme terrassier, lorsqu'il ressentit les premières atteintes de la maladie qui l'amène aujourd'hui à l'hôpital. Il éprouva alors de la fatigue dans les membres, et un affaiblissement général. En même temps, il remarqua que parfois le soir, ses jambes étaient un peu gonflées.

Ces symptômes s'accentuèrent dans le courant de janvier, et en février, le malade prenait le lit, ayant les jambes enflées dans toute leur longueur, et une faiblesse qui lui rendait la marche très-pénible. A ce moment, le malade ne se plaignait ni de douleurs, ni de soubresauts dans les jambes; mais il éprouvait une sensation pénible, vague, au niveau de la région lombaire. Dans le mois de mars, avril, cet état persista sans changements notables; le malade se levait de temps en temps, mais la faiblesse des jambes allait toujours croissant.

Au mois de Mai la paralysie devint telle, et l'enflure augmenta dans des proportions si notables, que le malade garda complétement le lit. Il commença alors à avoir quelques soubresauts dans les jambes; la nuit, quand il dormait, les jambes qu'il ne pouvait presque plus remuer volontairement, étaient lancées en avant, et le malade se réveillait en sursaut. Ce symptôme se produisait aussi, mais plus rarement à l'état de veille. Des douleurs vagues et passagères se faisaient sentir dans les membres inférieurs, mais elles étaient peu violentes.

Le malade se fait conduire à l'hôpital, où il entre le 9 juin, dans l'état suivant :

OEdéme considérable des deux jambes, du scrotum et des parois de l'abdomen; épanchement notable dans le péritoine.

Pas d'œdème de la face, ni des membres supérieurs.

Le cœur présente quelques irrégularités; il bat faiblement, mais on n'entend aucun bruit anormal. Le pouls est petit; les artères athéromateuses. Le foie n'est pas douloureux; il ne semble pas augmenté de volume. Dans les poumons, on note une diminution de la sonorité, un affaiblissement général du murmure vésiculaire, et la présence de râles sous-crépitants généralisés; mais on ne trouve aucune localisation. Il n'y a pas d'épanchement pleurétique. L'expectoration est purulente, ce qui ne s'accorde pas avec les signes peu marqués qu'on trouve dans la poitrine.

Il n'y a pas d'eschare au sacrum. La peau des jambes est sèche, érailleuse. L'urine contient des quantités considérables d'albumine.

Aux membres inférieurs, paralysie complète du mouvement volontaire; affaiblissement très-prononcé de la sensibilité sous toutes ses formes; abolition des mouvements réflexes.

Il n'y a pas de troubles fonctionnels du côté de la vessie et du rectum ; il faut cependant noter une tendance à la constipation.

Le repos au lit, des purgatifs répétés, des diurétiques amènent assez rapidement une diminution notable dans l'œdème des membres inférieurs ; mais en réalité, l'ascite et l'œdème des parois abdominales, ne permirent jamais l'exploration complète de l'abdomen.

Dans les premiers jours de juillet il se développa une eschare médiane, au sacrum. Peu de temps après, le malade fut pris de rétention d'urine ; on fut obligé de le sonder pendant huit jours ; puis il survint de l'incontinence. Du côté du rectum, il n'y avait pas de troubles marqués.

Le malade allait s'affaiblissant, expectorait plus abondamment, éprouvait une gêne notable de la respiration, souffrait beaucoup dans les reins et dans les jambes. Il se tenait constamment assis sur son lit, même pour dormir, et ne pouvait s'étendre à cause de la douleur qu'il ressentait aussitôt dans les jambes. Du reste, ces douleurs dans les membres inférieurs, qui sont notées plus haut, étaient devenues presque continuelles ; elles consistaient en engourdissements, et parfois en élancements ; mais jamais le malade n'éprouva de douleurs violentes capables, par exemple, de lui arracher des cris.

On n'apercevait aucune déformation de la colonne vertébrale.

L'eschare s'agrandit ; il y a incontinence des matières fécales. La respiration devient de plus en plus gênée ; et le malade succombe après une agonie de douze heures, le 13 septembre au soir.

Autopsie. — Les deux poumons sont congestionnés et farcis tant à la superficie que dans leur épaisseur, de tumeurs arrondies, blanchâtres, dures et d'un volume qui varie depuis celui de la granulation tuberculeuse, jusqu'à celui d'une noisette. Les plus volumineuses de ces tumeurs sont énucléables. Celles de la superficie semblent avoir pris naissance dans le parenchyme pulmonaire et avoir repoussé la plèvre qui les recouvre sans être envahie. La plèvre pariétale est saine.

A première vue, il est évident qu'il ne s'agit pas là de granulations tuberculeuses ; on peut même affirmer que les poumons n'en renferment pas.

Le péricarde n'est pas altéré. Le cœur ne présente pas de lésion des orifices ; les valvules aortiques sont toutefois un peu épaissies. Le tissu cardiaque est un peu jaune ; mais la particularité la plus importante à signaler, est la présence de tumeurs multiples semblables à celles des poumons. L'une d'elles a la grosseur d'une amande ; elle semble

s'être développée au milieu des fibres musculaires qu'elle aurait refoulées, et dont il est facile de l'énucléer.

Estomac. — Dans l'intérieur de l'estomac, on trouve une tumeur saillante, semblable à un petit polype. Son volume est celui d'une grosse noisette ; sa forme est arrondie. A la coupe, on voit qu'il s'agit d'une petite tumeur semblable aux précédentes, développée dans l'épaisseur de la paroi stomacale.

Foie. — Des tumeurs multiples arrondies, de différents volumes, dont les plus grosses sont comme une petite orange, se sont développées au milieu du foie. Elles sont, comme les précédentes, facilement énucléables ; quelques-unes de ces tumeurs font saillie à la surface, mais ici, comme pour la plèvre, la membrane séreuse ne semble pas envahie par la production pathologique.

Reins. — Les reins sont fort graisseux, et contiennent tous deux quelques tumeurs semblables aux précédentes; ils sont un peu atrophiés. L'altération du parenchyme est sans contredit plus importante au point de vue des troubles de la secrétion rénale, que la présence de deux ou trois petites tumeurs dans chaque rein.

Derrière l'estomac, au niveau du pancréas, on trouve une masse de tumeurs réunies en une seule, dont le volume est comparable à celui de deux poings. Cette tumenr, de forme irrégulière, semble s'être développée aux dépens des ganglions mésentériques et du pancréas qui est compris dans cette masse, et entièrement méconnaissable. En quelques points, la tumeur présente de petites cavités kystiques renfermant un liquide jaunâtre.

Colonne vertébrale. — Au niveau des vertèbres lombaires, on trouve une tumeur très-volumineuse, couvrant le corps des vertèbres et formant de chaque côté de l'épine deux masses volumineuses qui font saillie dans l'abdomen. La masse du côté gauche adhère intimement à la veine-cave, traverse sa paroi et s'épanouit dans son intérieur, où elle forme une sorte de bouchon, irrégulièrement ovalaire, assez volumineux pour remplir la lumière du vaisseau. Latéralement la tumeur pénètre dans l'épaisseur des muscles de la région, jusqu'à 5 ou 6 centimètres de chaque côté du rachis; elle entoure complétement le corps des vertèbres à ce niveau, atteignant ainsi jusqu'aux arcs transverses. Pour faire l'ablation de la moelle, on est obligé de couper dans la tumeur.

En arrière, dans l'épaisseur des muscles envahis, cette tumeur présente l'aspect et la consistance de toutes celles précédemment décrites; elle est dure, crie sous le scalpel ; la coupe est blanchâtre, mais la pression, ni le grattage ne donnent de suc. Par contre, les deux masses qui

font saillie dans la cavité abdominale de chaque côté des vertèbres lombaires, sont le siége d'épanchements sanguins assez vastes, et leur tissu un peu moins résistant, ne crie pas sous le scalpel.

L'ablation de la moelle montre que cette tumeur a pénétré dans le canal rachiden, où elle forme un manchon complet à la moelle lombaire, et à la queue de cheval, qui sont ainsi comprimées assez fortement. La dure-mère est refoulée sans être altérée. Une coupe longitudinale montre que les corps des deuxième et troisième vertèbres lombaires ont été envahis par la tumeur.

Pour compléter l'énumération de toutes ces productions morbides, on doit signaler deux petites tumeurs du volume d'une noisette siégeant dans l'épaisseur de la peau; l'une à la nuque, l'autre près de la clavicule droite.

Les ganglions du pli de l'aîne et de l'aisselle ne sont pas altérés. L'encéphale ne présente rien à noter.

L'examen microscopique de la tumeur montra qu'il s'agissait là d'une de ces tumeurs mixtes formées d'éléments fibro-plastiques et de tissu fibreux, qu'on désigne sous le nom de fibro-sarcome.

Observation VIII.

Hétéradénôme de la colonne vertébrale. — Paraplégie. — Autopsie. — Compression de la moelle par la tumeur.

Lebreton (Rosalie), 72 ans, ouvrière en dentelles, née à Soissons, entrée le 6 juin 1868.

Cette femme n'a jamais eu de maladie sérieuse; elle jouissait habituellement d'une bonne santé. Il y a sept ans, elle fut prise de douleurs lancinantes dans les jambes, au-dessous du mollet; ces douleurs ne duraient qu'un instant, mais elle se firent sentir pendant dix mois.

Trois ans après le début de ces douleurs, elle tomba dans une fosse de 50 ou 60 centimètres de profondeur, et ressentit tout à coup une douleur vive entre les deux épaules, qui a persisté jusqu'à ce jour. Dix-huit mois après, la malade commença à éprouver un peu de faiblesse dans les membres inférieurs; la marche était très-pénible; elle devint impossible vers le vingtième mois après la chute; les jambes pliaient sous le poids du corps, et la malade tombait souvent. Elle éprouva bientôt des douleurs lancinantes qu'elle compare à des décharges électriques, le long des jambes, et au bout des pieds, surtout dans le membre gauche; puis des engourdissements se firent sentir dans les deux membres. En même temps elle commença à éprouver une douleur au genou; il lui semblait que cette jointure était serrée violemment dans un cercle de fer.

A son entrée dans le service de M. Charcot (octobre 1868), les deux membres sont dans la flexion avec contracture; les jambes sont dans la demi-flexion sur les cuisses; celles-ci sont fléchies sur le bassin. Lorsqu'on essaie même avec force d'étendre les jambes ou d'écarter les genoux, on ne peut y parvenir, et ces tentatives sont douloureuses. On remarque peu d'amaigrissement; cependant la malade affirme que les jambes et les cuisses ont beaucoup diminué de volume.

Les secousses tétaniques sont beaucoup plus fréquentes dans le membre inférieur gauche que dans le droit; elles se produisent plus souvent la nuit que le jour. Parfois le malade se plaint de douleurs lancinantes qui commenceraient dans le pied, et remonteraient vers la fesse; en même temps la jambe saute; elle éprouve souvent des frémissements et des engourdissements dans toute la jambe gauche, et surtout dans le pied.

Sensibilité. — 1° A gauche, la sensibilité au contact est normalement perçue sur la jambe et le pied, un peu moins nettement sur la partie supérieure de la cuisse. La sensibilité au chatouillement est nettement conservée, elle paraît un peu douloureuse. La sensibilité au froid est aussi conservée; elle paraît même exaltée au pied et à la jambe gauche; le contact d'un vase en étain rapproche le talon de la cuisse, et détermine des secousses tétaniques. Le pincement est perçu avec retard évident; il se produit au moment de la perception, des mouvements réflexes énergiques.

2° A droite, le contact, le froid, le chatouillement sont perçus nettement, sans douleur; la perception du pincement s'effectue sans retard.

On n'observe pas d'incontinence des urines ni des selles. Une gibbosité anguleuse très-prononcée existe au milieu de la région dorsale.

24 octobre 1868. La malade étant endormie, on applique les pointes de feu, trois de chaque côté de la gibbosité. Sous l'influence du chloroforme, la roideur des membres a considérablement diminuée; il a été possible de les étendre presque complétement.

Cette opération reste sans résultat; la malade paraît souffrir davantage, et les genoux sont fortement portés dans l'adduction.

Le 29 novembre 1869, on fait une nouvelle cautérisation.

Deux jours après, la malade prétend que la nuit, ses membres qui sont habituellement fléchis et contracturés, se sont étendus spontanément pendant une heure. Actuellement, ils sont de nouveau dans la flexion avec contracture.

31 janvier 1870. Les pointes de feu, n'ont produit aucun résultat appréciable.

Hier, la malade a été prise de plusieurs attaques de suffocation, qui ont été jusqu'à produire de la cyanose. L'auscultation fait entendre des râles sibilants, et ronflants; l'expectoration est difficile. Les râles s'entendent à distance, et se distinguent par un timbre très-bas. Le sentiment de constriction qu'elle éprouve constamment, est plus accusé que de coutume; il siége un peu au-dessous du mamelon. Les membres inférieurs sont agités d'un frémissement vibratoire, d'un tremblement assez fort pour agiter le corps tout entier. Le diaphragme se contracte à chaque inspiration.

1er février. Cette nuit à 2 heures, elle a eu un nouvel accès de suffocation. Ce matin, on compte 36 respirations et 100 pulsations. Les membres inférieurs sont beaucoup plus agités, depuis le début de cette bronchite; ils se meuvent malgré la malade quand on les pince, la flexion s'exagère à un haut degré.

La sensibilité électrique et la contractilité des muscles sont bien conservées; les contractations fibrillaires durent longtemps après la galvanisation. Ventouses sèches. Lavement purgatif. Kermès. Température 37 3/5.

Le 2. Cette nuit, la malade a été très-oppressée, sans crises; elle a eu beaucoup de secousses dans les membres inférieurs. Elle se plaint d'une sensation bizarre; il lui semble que ses membres soient dans le feu. Ils ne sont cependant pas plus chauds que les membres supérieurs. Il y a un peu de coloration cyanique de la face. Les râles s'entendent à distance. 95 pulsations à la minute. Température 38 1/5.

Le 3. Toujours des râles laryngo-trachéaux. Les mouvements des jambes sont intenses; ce matin on les a trouvées étendues. Yeux saillants; des poussières dans les narines; face enluminée. Pouls 100. Température 37 5/4. 10 pilules thébaïques.

Le 6. Il y a une trémulation permanente des muscles, qui secouent les membres tout entiers. Facies livide. Coma. 104 pulsations. 24 respirations. Température 37 3/5.

Dans la nuit du 6 au 7, on a remarqué vers minuit, une agitation et de la suffocation. Les membres inférieurs ont été dans un état d'agitation permanente, convulsive, intense, de minuit à une heure ; puis elle a eu des mouvements dans les bras. Elle est ensuite tombée dans le collapsus avec râles, a eu le hoquet, et est morte à 7 heures.

A 9 heures et demie, c'est-à-dire 2 heures et demie après la mort, il y a une flaccidité complète de tous les membres; et l'on remarque que

les membres inférieurs quoique flasques, ne peuvent être étendus complétement, par suite de la rétraction des tendons du creux poplité.

Autopsie. — Par suite de circonstances indépendantes de notre volonté, l'autopsie n'a pu être complète ; on a pu seulement enlever la colonne vertébrale. En examinant la pièce, on remarque une flexion de la colonne, mesurant un angle de 135 degrés.

Un corps vertébral entier, le sixième a disparu, deux autres sont fortement érodés. En avant des corps vértébraux, au niveau de la lésion, on voit la plèvre fortement vascularisée, recouvrir une masse de tissus de consistance molle qui sont en partie interposés aux corps de vertèbres altérés, et en partie placés sur leurs parties latérales. Au-dessous de la plèvre, développement énorme de vaisseaux formant un tissu d'apparence érectite ; ces vaisseaux se subdivisent de plus en plus, puis on arrive plus profondément sur une masse rougeâtre, offrant l'aspect de bourg eons charnus.

On fait une section longitudinale des vertèbres, permettant de voir la moelle dans l'interieur du canal rachidien.

Sur la face externe de la dure-mère, on aperçoit une masse de tissu rougeâtre vasculaire, végétant sur cette membrane au niveau de la lésion, et se continuant avec un tissu de même nature développé entre les surfaces osseuses en contact et sur les parties latérales des vertèbres.

La moelle est comprimée; elle offre à ce niveau une diminution de volume notable. La compression est produite par les parties molles constituant la tumeur, et non par les parties osseuses.

Il est vraisemblable que la tumeur s'est développée d'abord dans l'épaisseur du sixième corps vertébral qui a été résorbé peu à peu, et que l'affaissement s'est ensuite produit sous l'influence d'une cause occasionnelle.

Examen microscopique. — A l'état frais, on trouve des éléments les uns nucléaires, les autres cellulaires constitués par un noyau sur lequel est appliquée une mince paroi. Quelques-uns de ces éléments son groupés de façon a représenter des tubes ou des culs-de-sac.

La pièce étant légérement durcie dans l'acide chronique, on fait des coupes que l'on colore par le carmin. On voit alors, avec la plus grande netteté, des tubes les uns remplis d'épithéliums, les autres tapissés à leur face interne d'un épithélium polyédrique disposé sur une seule couche. Ces tubes se terminent par des culs-de-sac arrondis et légèrement renflés; çà et là, ils offrent sur leur parcours des culs-de-sac latéraux ; ils sont très-rapprochés les uns des autres, et ne sont séparés que par quelques fibres lamineuses. Quelques-uns de ces tubes sont remplis par une matière

colloïde qui se colore en rouge par le carmin. Le tissu morbide est très-vasculaire; en quelques endroits, les tubes baignent dans un tissu d'apparence érectile; on trouve sur quelques vaisseaux, des dilatations en forme d'ampoules, remplies de globules rouges.

En définitive, cette tumeur offre les principaux caractères des tumeurs décrites sous le nom d'hétéradenomes par M. Robin. M. Ranvier les a décrites a son tour, sous le nom d'épithélioma tubulé à cellules cylindriques.

L'autopsie n'ayant pu être complète, on ne peut affirmer d'une façon absolue que ce tissu morbide se soit développé primitivement dans les vertèbres. Cette opinion nous paraît cependant très-plausible, car l'altération des vertèbres et la compression de la moelle se sont traduites sept ans avant la mort par des douleurs lancinantes dans les membres inférieurs; si cette lésion était consécutive à une lésion analogue de l'estomac ou d'un autre viscère, comment aurait-il pu se faire que cette dernière durât si longtemps, sans amener le plus léger trouble fonctionnel?

Observation IX.

Mal de Pott dorsal, — Symptômes récurrents. — Applications de pointes de feu. — Guérison de la paraplégie.

Bagot Rosalie, 27 ans, née à Sainte-Hélène (Manche), entre à l'infirmerie de la Salpétrière, le 27 janvier 1869.

La malade a perdu son père et sa mère, alors qu'elle était encore jeune; elle ne peut nous donner sur eux aucun renseignement. Elle a deux sœurs qui se portent très-bien. Lorsqu'elle était jeune, elle a eu les ganglions du cou tuméfiés, mais jamais il n'y a eu de suppuration. Elle n'a jamais eu d'ophthalmie, pas d'otorrhée, pas de croûtes dans les cheveux. La menstruation a commencé à 16 ans, mais elle était irrégulière, et peu abondante.

A 22 ans, cette femme vient à Paris; cinq mois après son arrivée elle est prise de fièvre typhoïde.

Trois ans plus tard, c'est-à-dire il y a dix-huit mois, elle commence à éprouver des douleurs en ceinture au niveau des reins. Ces douleurs étaient très-aiguës, revenaient cinq ou six fois par jour, et duraient à chaque accès dix minutes environ. A cette époque, la malade n'éprouvait aucune douleur, aucune faiblesse dans les jambes. Cet état resta stationnaire pendant six mois. Alors survint une sensation de faiblesse et de pesanteur dans les deux jambes; et en même temps, les accès de

douleurs en ceinture se calmèrent, revenant moins souvent, et avec beaucoup moins de violence. Cette simple faiblesse des jambes n'empêchait pas la malade de marcher; elle n'avait pas besoin de soutien; mais elle se fatiguait très-vite. Cet état de faiblesse dura six mois environ, sans changement; puis la jambe droite devint beaucoup plus faible que l'autre, et la malade fut obligée de se servir d'un bâton.

Un mois après, la malade se rendit un jour à son bain sulfureux, marchant seule, avec son bâton. Quand on l'en retira, il lui était absolument impossible de marcher, ou de se soutenir.

Depuis l'époque où la malade a ressenti de la faiblesse dans les jambes, il s'est produit dans les membres inférieurs, des contractions subites, instantanées et involontaires, ne survenant que lorsque la malade était couchée. Quand la paralysie a été complète, ces mouvements devenus plus violents et plus fréquents; ils se montrent le jour et la nuit. En même temps, les douleurs de reins ont beaucoup diminué d'intensité, et ne se font plus sentir qu'à des intervalles très-éloignés. Mais la malade éprouve des fourmillements dans les jambes, et des élancements au côté interne des deux genoux, sans douleur articulaire bien prononcée.

État actuel. — Les membres supérieurs ne présentent aucun trouble de la motilité. La malade se plaint d'éprouver de temps en temps, des douleurs dans les jointures, au coude et au poignet.

Les membres inférieurs ne sont pas amaigris. Les mouvements volontaires sont complétement abolis.

Les mouvements réflexes se manifestent surtout dans la jambe droite, sous l'influence du pincement, et du chatouillement.

La sensibilité au contact et est a peu prés entièrement conservée à gauche; à peu près entièrement abolie à droite,

La sensibilité douloureuse est normale à gauche, un peu affaiblie à droite.

La sensibilité à la température est abolie des deux côtés: la malade ne sent que la pression du vase que l'on place sur ses jambes.

Il existe une gibbosité assez saillante entre les omoplates, vers la sixième dorsale environ.

L'état général est bon; il n'y a pas de perte involontaire des matières ou de l'urine; depuis un mois, la malade a eu une rétention d'urine, qui a nécessité plusieurs fois le cathétérisme.

Lorsqu'on veut examiner la malade, les manœuvres de l'examen déterminent de l'épilepsie spinale dans la jambe droite. La malade affirme qu'elle en a parfois du côté opposé. De temps en temps, les membres inférieurs sont aussi le siége de contractions spasmodiques,

spontanées, comme il a été dit plus haut; ces soubressauts sont parfois assez forts pour empêcher la malade de dormir.

5 février. M. Charcot fait une première application de huit pointes de feu, quatre de chaque côté de la gibbosité.

Quelques jours après, il prescrit des lavements à l'asa-fœtida, quatre par jour.

Les spasmes des membres inférieurs ont diminué beacoup sous l'influence du traitement; mais deux pénomènes ont persisté, la raideur et le tremblement.

24 mars 1869. On constate un amendement assez marqué. Des fourmillements qui s'étaient montrés dans les bras, depuis son entrée, ont disparu. La malade se tient facilement sur son séant, ce qu'elle ne pouvait faire auparavant.

La raideur est diminuée dans les membres inférieurs qu'on peut ployer facilement. Mais les phénomènes d'épilepsie spinale persistent au même degré.

10 mai 1869. Depuis une dizaine de jours, la malade est devenue trés-somnolente; on ne pouvait la tirer de son état de torpeur; on croyait à une fièvre typhoïde. Cet état persiste sans s'aggraver; la malade est toujours dans un état profond de langueur, se plaignant lorsqu'on la réveille. La langue est couverte d'un enduit blanchâtre; la gorge est douloureuse, et la déglutition difficile; parfois les liquides reviennent par le nez. En même temps, la malade se plaint d'une grande faiblesse dans les bras, avec engourdissement. L'examen de la motilité, montre qu'il existe au moins pour le bras gauche, une perte de la notion de position, et peut-être un certain degré d'incoordination des mouvements. Il arrive à la malade de laisser tomber les objets, et ce n'est qu'avec une certaine hésitation qu'elle parvient à mettre l'index de la main gauche sur le bout de son nez.

On remarque également, que la pupille gauche est beaucoup plus dilatée qne la droite.

La malade se plaint d'avoir, depuis quelque temps, de petits frissons. La température rectale prise le 10 mai ne dépasse pas 38°.

Les jours suivants, la malade continue à présenter les mêmes phénomènes du côté du bras gauche; au bras droit, on n'observe rien d'analogue.

3 juin. En examinant la malade, qui est moins éveillée, on s'aperçoit que la perte de la notion de position et l'incoordination des moumouvements ont complétement disparu au bras et à la main gauche.

Deux nouvelles applications de pointes de feu furent pratiquées, l'une au mois de juin, l'autre le 17 juillet.

Vers le milieu du mois d'août, la malade a commencé à marcher en s'accrochant aux lits. Au bout de cinq ou six semaines, elle a pu marcher sans soutien; mais elle est tombée malade le 10 septembre.

A cette époque se sont manifestés des symptômes qui rappelaient ceux de la fièvre typhoïde. Il est probable qu'il s'agissait là d'un état cérébral analogue à celui qu'elle a déjà présenté autrefois.

Guérie de cette affection intercurrente, elle a pu marcher de nouveau, et mieux même que par le passé.

27 novembre. La malade se plaint d'affaiblissement et d'engourdissement dans le membre supérieur droit.

6 mars 1870. Les sensations pénibles et la faiblesse du bras droit ont persisté; le membre a le même volume et la même température que le gauche. La malade serre évidemment moins fort du côté droit; elle sent que le bras est plus lourd que l'autre. Elle y éprouve de temps en temps des engourdissements, des frémissements qui partent de la partie médiane du dos et se répandent seulement jusqu'au poignet. La sensibilité au contact, à la température, à la douleur, est plus obtuse sur l'avant-bras droit que sur le gauche. Il en est de même de la sensibilité électrique. Électrisées comparativement, les mêmes masses musculaires paraissent se contracter plus énergiquement à gauche qu'à droite.

Dans les membres inférieurs, il n'y a pas d'autres sensations pénibles que des élancements dans les genoux.

La malade ressent encore la douleur en ceinture, qui l'empêche parfois de respirer. Cette douleur est plus vive du côté gauche. Elle dit que quand elle porte un poid un peu lourd, deux pots de tisane, par exemple, cette douleur constrictive augmente, et il lui survient des étourdissements.

Malgré ces douleurs, elle marche parfaitement et sans aide depuis trois mois environ.

Elle sort, le 1er août 1870, en parfait état. Depuis longtemps elle servait dans la salle comme infirmière.

Actuellement, elle travaille dans l'hospice, au garde-meuble. Nous l'avons vue tout récemment; la guérison ne s'est pas démentie; les sensations doulonreuses ont complétement disparu.

Observation X

Mal de Pott dorsal. — Paraplégie avec flaccidité. — Guérison par les pointes de feu.

Marie Falateuf, 50 ans, née à Clermont-Ferrant, entre, le 15 mai 1862, dans le service de M. Charcot, salle Sainte-Cécile, n° 19.

Il y a neuf ans, cette femme a commencé à sentir des douleurs siégeant dans la région lombaire et s'irradiant en ceinture jusqu'à la région inférieure de l'abdomen. Presque en même temps elle reconnaît l'existence d'une petite saillie dans la région dorsale.

Malgré l'apparition de ces syptômes, elle continue à travailler, assise, dans une filature de coton, et à faire un quart d'heure de chemin tous les jours, jusqu'au commencement de 1860.

Elle entre à cette époque à l'Hôtel-Dieu, dans le service de M. Jobert, où elle séjourne pendant deux ans et demi. A cette époque, elle avait conservé assez de force dans les jambes pour pouvoir entrer à pied à l'hôpital. Pendant le mois, elle continue à marcher dans la salle, et à faire le tour de son lit. Au bout de ce temps, à la suite d'applications de cautères, elle ne peut plus marcher, et ne se lève plus.

Elle entre à la Salpêtrière en 1862. Les membres inférieurs sont dans un état de résolution complète, sans aucune espèce de contracture. Lorsqu'on les soulève, ils retombent comme une masse inerte.

Lorsqu'on chatouille la plante des pieds, on n'obtient que des mouvements réflexes très-faibles qui consistent dans la contraction des muscles de la cuisse et de la jambe droite, et dans un léger mouvement des doigts de pied, et principalement du gros orteil. A gauche, il y a des mouvements de contraction presque imperceptibles des muscles de la jambe, lorsqu'on chatouille la plante du pied, ou qu'on pince la peau ; ces mouvements s'accompagnent d'une espèce de flexion du pied sur la jambe, et des doigts sur le pied. En somme, ces mouvements réflexes sont plus accusés au membre droit qu'au membre gauche.

Les membres supérieurs ne présentent aucun symptôme anormal. La malade se soulève un peu, lorsqu'on lui donne le bassin. Elle peut s'asseoir d'elle-même sur son lit, mais ne peut rester longtemps assise, sans éprouver une grande fatigue. Elle mange elle-même ; ne gâte pas, mais n'a pas la sensation d'uriner, ni d'aller à la selle.

Sensibilité. 1. *Tact*. — Chatouiller la plante des pieds, promener légèrement la main sur le membre inférieur, exercer avec le doigt une pression sur le membre inférieur, ne déterminent aucune espèce de sentiment.

1. *Sensibilité à la température.* — L'application d'un corps froid sur les jambes produit des mouvements réflexes, mais ne provoque pas la sensation du froid. Sur les cuisses, l'application du froid est perçue comme douleur. L'eau froide projetée sur les jambes, 'ne produit aucune sensation, mais seulement un petit mouvement réflexe dans la cuisse droite.

3. *Sensibilité douloureuse.* — Le moindre pincement de la peau produit d'abord des mouvements réflexes, ainsi que la sensation approximative du lieu de la douleur; la sensation doulourense est perçue immédiatement, et paraît plus forte qu'elle ne devrait l'être, en raison du faible degré d'excitation. De plus, cette sensation présente cette particularité, qu'elle n'est point bornée au lieu excité, et qu'elle se répand sous forme de fourmillements très-sensibles par en bas, du côté du pied; par en haut du côté de la cuisse jusqu'à l'aîne. Enfin, la sensation douloureuse persiste longtemps après l'exploration, (toute la journée, prétend la malade) sous forme d'engourdissements.

Sensations spontanées. — Pas d'engourdissements, des crampes, de fourmillements; la malade ne sait pas qu'elle a des jambes. Elle se plaint seulement d'une douleur vive dans le flanc droit et l'abdomen. La pression détermine une douleur semblable, à la partie inférieure de la cage thoracique.

20 mai, on prescrit deux pilules de nitrate d'argent, à 0 gr. 01.

23 juin. — Quatre pilules.

8 juillet. — Six pilules.

8 Octobre. — On supprime les pilules; elles n'ont produit aucun effet physiologique appréciable, et n'ont amené aucun amendement. On constate un liseré bleu noir du collet des gencives, et une coloration noire très-marquée de la muqueuse buccale, surtout à gauche, sous forme de plaques presque continues s'étendant d'arrière en avant dans la partie de la muqueuse de la joue qui correspond aux dents. On les constate aussi au pourtour de l'orifice buccal, principalement à gauche.

4 *Juin* 1863. — Quelque temps après la cessation des pilules, une coloration ardoisée, peu foncée est apparue sur les parties découvertes, mains, face, et avant-bras. La langue est noire sur les bords. La coloration du tissu gingival est la même.

Depuis un certain temps, le malade exécute quelques mouvements spontanés très-bornés. Le chatouillement des pieds, donne lieu à des mouvements réflexes plus étendus qu'auparavant.

A partir du mois de juin 1863, l'amendement qui s'était manifesté dans l'état des membres inférieurs, devient de plus en plus marqué. La

malade remue spontanément les membres, les élève à plus d'un pied au-dessus du lit. On la lève de temps à autre; et elle reste assise pendant quelques heures sur une chaise. Il y a toujours des douleurs en ceinture très-vives. La sensibilité a recouvré ses caractères normaux.

Le 8. La malade coud toute la journée, assise dans son lit, s'assied toute seule, met ses bas, se lève et se tient debout entre deux lits, en s'accrochant par les deux mains aux barres du lit, à la table; elle marche de cette manière là, et parvient à faire le tour de la salle. S'étant ensuite reposée un peu, elle arrive assez facilement à remonter toute seule dans son lit.

On fait, à cette époque, une application de neuf points de feu. Une amélioration sensible s'est manifestée aussitôt après l'opération.

Deux mois après, la malade marchait avec la plus grande facilité. Elle quitte l'infirmerie en très-bon état, et demande même à sortir de la Salpêtrière.

Observation XI.

Mal de Pott lombaire. — Paraplégie avec flaccidité. — Arthrite spinale. — Guérison par les pointes de feu.

Godefroy (Anne-Euphrasie), 21 ans, née à Paris, entrée à la Salpêtrière le 21 juin 1871.

Le père de cette jeune malade est vivant et bien portant; sa mère est morte de phthisie pulmonaire.

La menstruation s'est établie à 14 ans, et a toujours été assez régulière. Mais la santé générale était peu satisfaisante; la jeune fille était faible, et toussait fréquemment.

Vers l'âge de 17 ans se sont manifestés les premiers symptômes morbides, dans les membres inférieurs. Une douleur vive se fit sentir dans le genou gauche, et dans le pied, du même côté. Cette douleur était parfois d'une extrême accuité; elle privait la malade de sommeil, et rendait insupportable le contact des couvertures. En même temps le genou était enflé et rouge, au dire de la malade; un médecin consulté trouva un épanchement articulaire. Le coude-pied aurait aussi offert de la tuméfaction à la même époque.

Le membre inférieur droit était aussi le siége de quelques douleurs beaucoup moins vives.

Cette affection articulaire obligea la malade à garder le lit pendant sept mois. A cette époque, elle aurait eu une péritonite; l'abdomen était tuméfié, douloureux à la pression; il y avait des vomissements.

A 19 ans, la malade s'aperçoit que lorsqu'elle se plie pour travailler, elle ne peut plus se relever ; que ses membres inférieurs s'affaiblissent, et qu'elle tire la jambe gauche quand elle veut marcher.

La paraplégie devient complète au mois de mai 1869.

La malade entre à l'hôpital Cochin, où elle est traitée sans succès par la cautérisation au fer rouge. Elle en sort pour aller à la Charité, ou l'administration du phosphore fut accompagnée d'une légère amélioration.

Elle entre à la Salpétrière le 21 juin 1871. La paraplégie n'était pas absolue ; la malade pouvait se tenir sur ses jambes, mais la marche était impossible. La paralysie s'accompagnait de flaccidité ; elle était plus marquée à gauche qu'à droite. Il n'y a pas d'amaigrissement dans les membres inférieurs, qui paraissent au contraire bien nourris.

Une première cautérisation au fer rouge, a lieu au mois de juin 1871.

La malade essaye de se lever au bout de trois jours ; elle peut marcher un peu, et se tient très-droite.

Quelques jours après, elle est prise de fièvre, et on remarque l'apparition d'un œdème généralisé qui occupe la face, les membres supérieurs et inférieurs ; les jointures sont particulièrement douloureuses.

Les urines examinées attentivement et à plusieurs reprises, ne présentaient pas l'albumine.

Deuxième cautérisation. — le 1er septembre 1871.

L'effet de cette seconde opération a été très-sensible. Depuis cette époque la malade peut marcher en se tenant droite ; elle pourrait faire le tour de la salle, mais elle serait fatiguée et souffrirait dans les reins ; elle tire toujours la jambe.

15 septembre. Le genou gauche est notablement tuméfié ; il présente les caractères d'une arthrite subaiguë, avec épanchement de liquide ; la rotule offre une mobilité plus grande que du côté droit ; quand on refoule le liquide du cul de sac synonial, et qu'on presse sur la rotule, on sent le choc de cet os contre la face antérieure des condyles. La pression est douloureuse. Les mouvemênts de flexion et d'extension ne donnent lieu à aucune sensation de craquement.

Le membre inférieur tout entier est le siége d'un œdème dur, un peu douloureux à la pression. L'articulation tibio-tarsienne offre aussi une tuméfaction bien accusée, et sans changement de couleur à la peau. On ne peut guère savoir exactement si l'articulation coxo-fémonale participe aussi à l'affection, notons cependant une douleur assez vive que la malade rapporte à l'aîne gauche. Du côté droit, on n'observe pas d'œdème, ni de douleurs.

Pendant les premiers jours du mois suivant, l'œdème du membre et le gonflement des jointures, disparurent progressivement.

Actuellement (8 octobre), les articulations sont à peu près guéries; toutefois elles sont de temps en temps le siége de quelques douleurs.

La douleur dans le dos persiste, mais elle est habituellement peu vive; elle augmente quand la malade se baisse et marche trop longtemps.

Quand la malade marche, elle se tient droite; mais la hanche gauche fait une légère saillie.

Elles sort en bon état, pour aller passer un mois chez une parente (2 novembre 1871).

EXPLICATION DES PLANCHES.

PLANCHE I.

Figure 1. Substance blanche de la moelle au point comprimé chez un sujet mort avec une paraplégie complète.

a. Trabécules de sclérose.
b. Noyaux disséminés dans le tissu scléreux.
c. Coupe d'un vaisseau dont la gaîne se continue avec le tissu scléreux.
d. Tubes nerveux altérés.
e. La gaîne de Schwann remplie de corps granuleux.
g. Tubes nerveux ayant subi une dilatation et une déformation considérables.
h. Cylindre d'axe refoulé sur les parties latérales.

Fig. 2. Substance blanche de la moelle chez un sujet guéri de sa paraplégie et mort d'une affection intercurrente (obs. III).

a. Tissu scléreux.
b. c. Tubes nerveux régénérés ; quelques-uns *b*, ont le volume normal ; les autres *c*, sont d'un volume beaucoup plus petit.

Fig. 3. Pachyméningite externe ; coupe longitudinale d'une dure-mère qui commençait à s'épaissir (obs. I).

a. Portion interne saine.
b. Portion externe offrant des amas de noyaux dans l'intervalle des faisceaux de fibres.
d. Coupe de vaisseaux.
e. Coupe du tissu végétant.
f. Eléments de nouvelle formation, noyaux, cellules et corps fusiformes.
g. Capillaires en anse ou flexueux.
h. Couche privée de vaisseaux, et formée d'éléments caséeux.

PLANCHE II.

Coupes de la moelle épinière au niveau du point comprimé.

Figure 1. Coupe de moelle à la région lombaire chez un enfant paralysé (obs. II).

a. Substance grise du côté gauche, offrant un volume énorme.
b Substance grise du côté droit atrophiée.
c. Sillon postérieur très-dévié.

Fig. 2. Coupe de moelle à la région dorsale chez un adulte qui après avoir été paralysé avait recouvré les mouvements (obs. III).

a. Substance blanche du côté gauche, atrophiée et sclérosée.
b. Corne antérieure gauche singulièrement atrophiée ; la corne postérieure n'existe plus.
c. Vestiges de la partie latérale droite de la moelle.

Fig. 3. Coupe de la moelle au niveau des premières paires lombaires chez un enfant paralysé (obs. IV).

a. Côté droit de la moelle plus volumineux que le côté opposé.
b. Faisceau de sclérose.

c. Corne antérieure disloquée et séparée de la substance grise.
d. Cordon postérieur avec des tourbillons de tissu scléreux.
e. Racines postérieures et f commissure grise offrant une altération profonde.

Fig. 4. Coupe à 2 centimètres au-dessous de la précédente, chez le même sujet, représentant une méningo-myélite.
a. Epaississement de la pie-mère au niveau des cordons antérieurs.
b. Cornes antérieures déformées.
c. Cornes postérieures qui disparaissent au milieu du tissu scléreux.
d. Cordons postérieurs fortement sclérosés.

PLANCHE III.

Fifure 1. Examen de la moelle par coupes successives dans un cas de mal de Pott dorsal (obs. 3). Dégénérations secondaires.
d. Point comprimé, dessiné à la planche II, fig. 2, sur une plus grande échelle.
c. Région dorsale. Sclérose latérale et postérieure.
b. Région cervicale inférieure. Sclérose limitée aux cordons de Goll.
a. Renflement cervical, *id.*
e. Région dorsale inférieure. Sclérose diffuse des cordons latéraux.
f. Région lombaire. Sclérose latérale, marquée surtout à droite.
d. Renflement lombaire. Sclérose bien limitée à la partie postérieure des cordons latéraux.

Fig. 2. Mal de Pott lombaire. Sclérose ascendante des cordons latéraux (obs. II).
d. Région lombaire ; maximum de la lésion ; insymétrie et sclérose de la moelle.
c. Région lombaire supérieure. Sclérose latérale et postérieure.
b. Région dorsale supérieure, *id.*
a. Région cervicale. Sclérose latérale marquée surtout à gauche.

Fig. 3. Coupe de moelle à la région dorsale dans un cas de mal de Pott avec douleurs fulgurantes (obs. V).
Sclérose des cordons postérieurs offrant la même disposition que dans l'ataxie locomotrice.

Fig. 4. Coupe à la région cervicale dans un cas de mal de Pott dorsal. Sclérose annulaire, marquée surtout vers les racines postérieures.

A. Parent, imprimeur de la Faculté de Médecine, rue Mr-le-Prince.

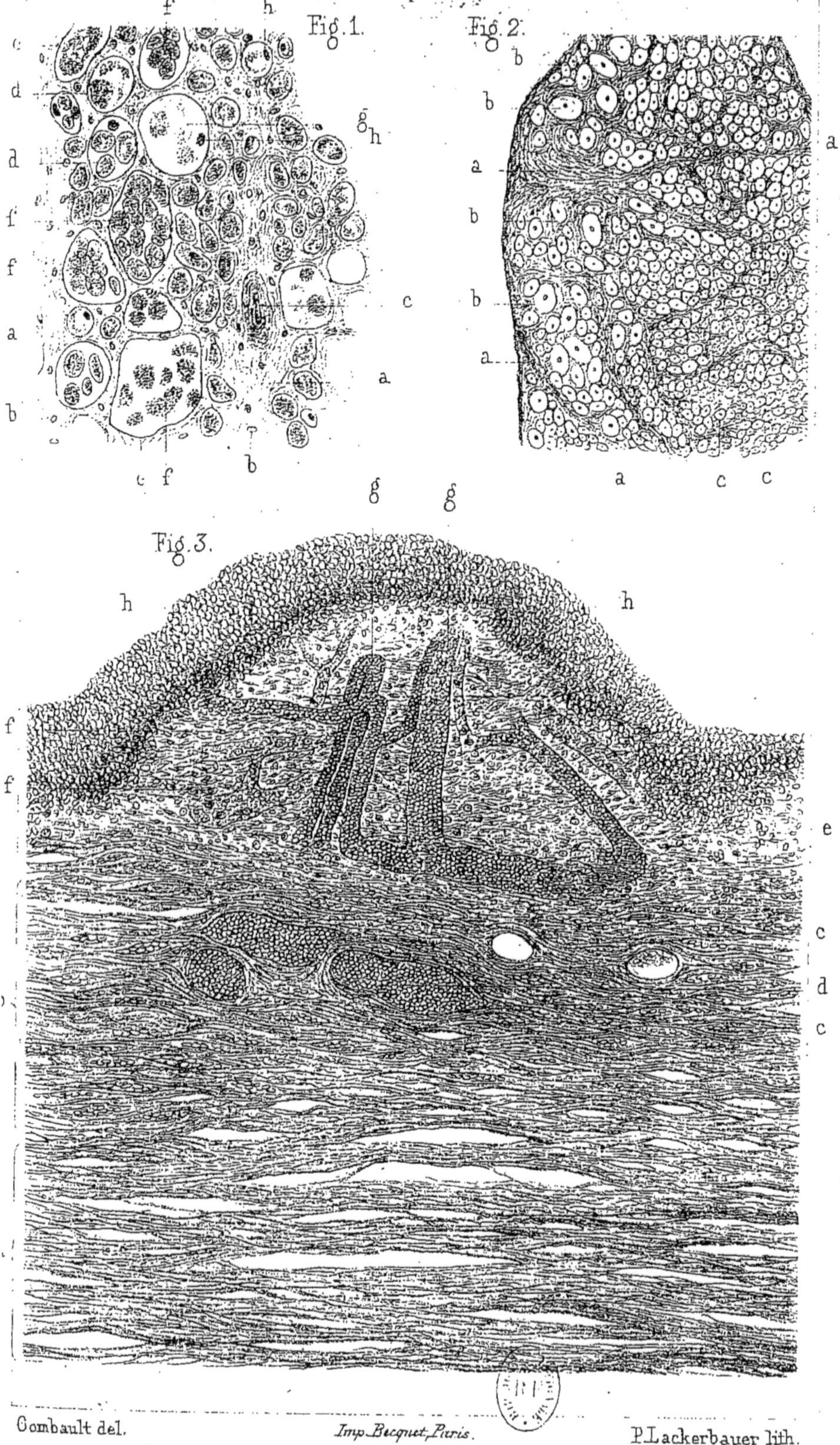
PL. 1.
Fig. 1.
Fig. 2.
Fig. 3.
Gombault del.
Imp. Becquet, Paris.
P. Lackerbauer lith.

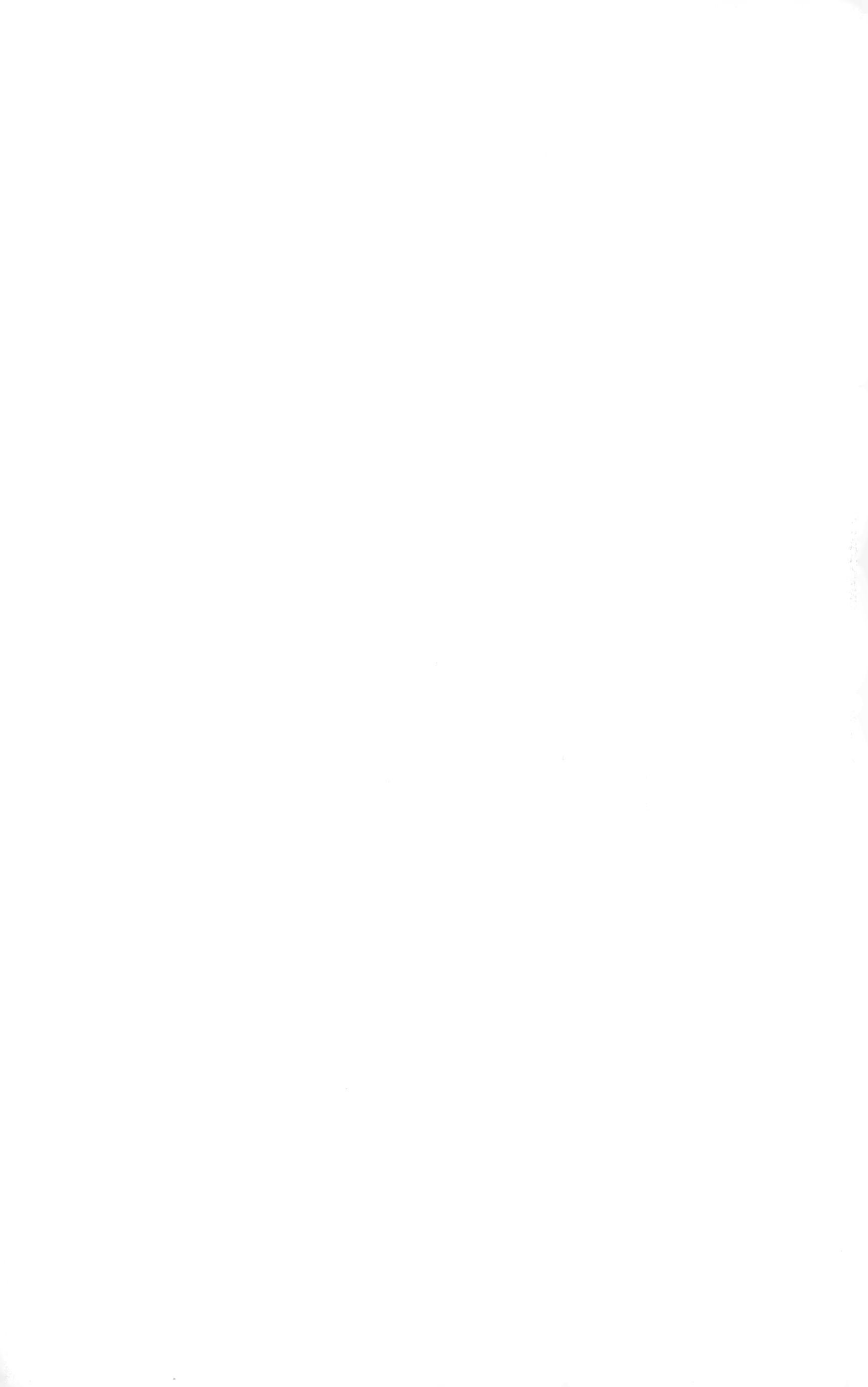

PL. 2.

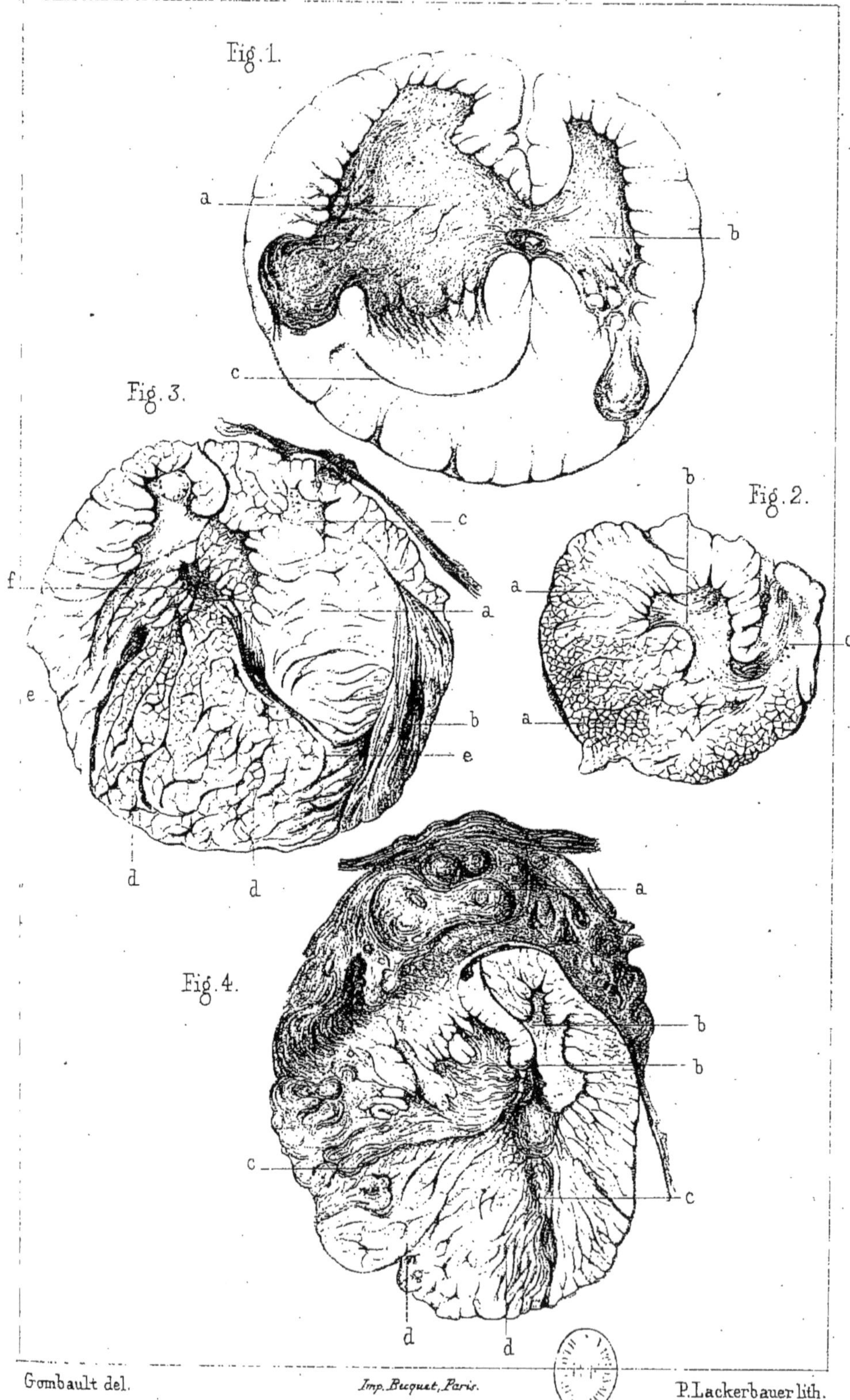

Gombault del. — Imp. Becquet, Paris. — P. Lackerbauer lith.

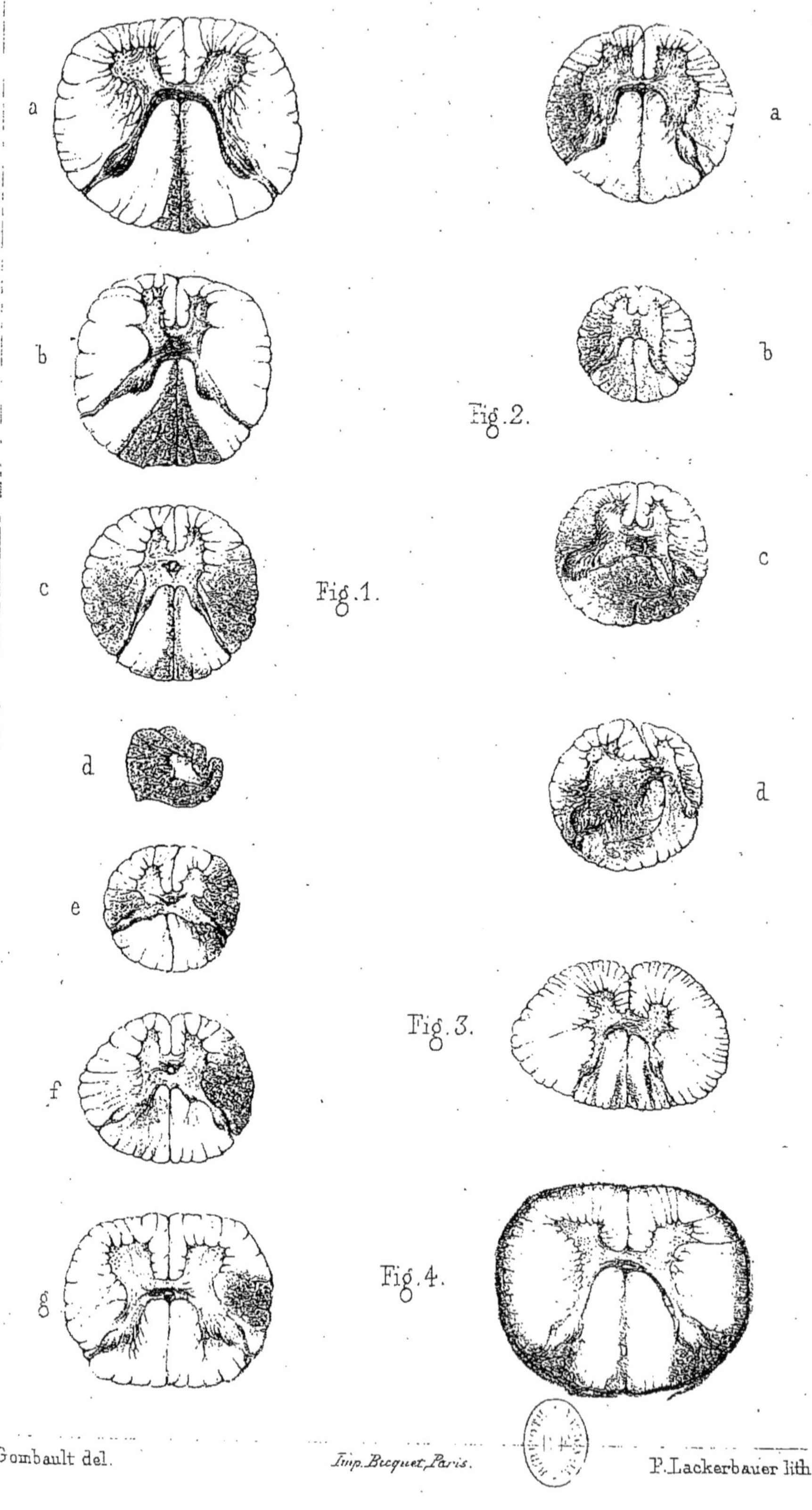

Gombault del. Imp. Becquet, Paris. P. Lackerbauer lith.

LIBRAIRIE ADRIEN DELAHAYE

BAZIN. **LEÇONS THÉORIQUES ET CLINIQUES SUR LES AFFECTIONS CUTANÉES DE NATURE ARTHRITIQUE ET DARTREUSE**, 2e édit. 1 vol in-8. 7 fr.

BERGEON. **DES CAUSES ET DU MÉCANISME DU BRUIT DE SOUFFLE** 3 fr.

— **THÉORIE DES BRUITS PHYSIOLOGIQUES DE LA RESPIRATION.** 1 fr.

BERTIN. **ÉTUDE CLINIQUE DE L'EMBOLIE DANS LES VAISSEAUX VEINEUX ET ARTÉRIELS.** 1 vol in-8, ouvrage couronné. 8 fr.

CAZENAVE (A). **PATHOLOGIE GÉNÉRALE DES MALADIES DE LA PEAU.** 1 vol. in-8. 7 fr.

CAZENAVE (A.). **COMPENDIUM DES MALADIES DE LA PEAU ET DE LA SYPHILIS.** 2 fascicules sont en vente, prix de chaque. 3 fr.

FORT. **ANATOMIE DESCRIPTIVE ET DISSECTION**, contenant un précis d'embryologie, la structure microscopique des organes et des tissus, 2e édit. 3 vol. in-12 avec 662 fig. dans le texte. 25 fr.

FORT. **TRAITÉ ÉLÉMENTAIRE D'HISTOLOGIE.** 1 vol. in-8. 5 fr. 50

FOUCHER. **TRAITÉ DU DIAGNOSTIC DES MALADIES CHIRURGICALES**, 1re partie. 1 vol in-8. avec fig. dans le texte. 6 fr.
Deuxième partie, 1 vol. in-8. 3 fr.

GIRALDÈS. **LEÇONS CLINIQUES SUR LES MALADIES CHIRURGICALES DES ENFANTS.** 1 fort vol. in-8 avec 65 figures, joli cart. en toile. 14 fr.

GOSSELIN, **LEÇONS SUR LES HERNIES.** 1 vol. in-8. 7 fr.

GOSSELIN, **LEÇONS SUR LES HÉMORRHOIDES.** in-8. 3 fr.

GRIESINGER. **DES MALADIES MENTALES ET DE LEUR TRAITEMENT**, suivies d'un appendice sur la paralysie générale par M. Baillarger. 1 fort vol. in-8. 9 fr.

HARDY, **LEÇONS SUR LES MALADIES DE LA PEAU.** 1 vol. in-8 cart. 12 fr. 50

LABORDE. **LE RAMOLLISSEMENT ET LA CONGESTION DU CERVEAU CHEZ LE VIEILLARD.** 1 vol. in-8 avec 1 planche coloriée. 6 fr.

RELIQUET. **TRAITÉ DES OPÉRATIONS DES VOIES URINAIRES**, opérations de l'urèthre. 1 vol. in-8 avec fig 5 fr.

WECKER **TRAITÉ THÉORIQUE ET PRATIQUE DES MALADIES DES YEUX**, 2e édit. avec un grand nombre de figures. 2 volumes cartonnés. 26 fr.

www.ingramcontent.com/pod-product-compliance
Ingram Content Group UK Ltd.
Pitfield, Milton Keynes, MK11 3LW, UK
UKHW012051240726
13965UKWH00003B/1201

www.ingramcontent.com/pod-product-compliance
Ingram Content Group UK Ltd.
Pitfield, Milton Keynes, MK11 3LW, UK
UKHW012051240726
13965UKWH00003B/1202

AVANT-PROPOS.

Les noms placés en tête de cet écrit, quelque illustres qu'ils soient, représentent pourtant ici moins des hommes que des drapeaux. Ce n'est pas, en effet, pour répondre uniquement à quelques lignes peu explicatives et peu calculées que l'auteur a entrepris cette œuvre. Convier à une discussion loyale et bienveillante toutes les fractions de l'opinion radicale : tel est le but qu'il se propose.

Aussi, tout en analysant rigoureusement chacune des paroles de ses adversaires nominaux, généralisera-t-il la réponse, de manière à ce qu'elle s'adresse au plus grand nombre possible de lecteurs. Il évitera surtout l'emploi de cette technologie d'école, qui inspire autant de répugnance aux étrangers, qu'elle a de charme pour les adeptes.

Nulle intention hostile et amère n'a eu accès dans l'ame de l'auteur. Il regarde comme ses alliés et ses compagnons tous ceux qui gémissent et se préoccupent des maux de l'humanité, quelle que soit la route dans laquelle ils poursuivent la solution du grand problème. Il n'a de haine et de mépris, que pour les ames tièdes et lâches, qui n'ont foi ni à Dieu, ni aux hommes. Tous les autres doivent s'estimer et se soutenir.

DÉFENSE

DU

FOURIÉRISME.

PREMIER MÉMOIRE.

RÉPONSE A M. PROUDHON,

AUTEUR DU LIVRE :

QU'EST-CE QUE LA PROPRIÉTÉ?

A travers cette myriade de livres petits et gros, bons et mauvais, qu'enfante chaque jour l'étude des sciences sociales, il en parut un, il y a un peu plus d'une année, aussi extraordinaire pour le fonds que pour la forme. Jamais rien de plus audacieux n'avait été pensé, jamais rien de plus énergique, de plus radicalement destructeur n'avait été écrit. Ce principe que tous les partis respectent, tout au moins dans leurs livres, sinon dans leur pensée, cette arche sainte de la société humaine, la *Propriété*, en un mot, y était attaquée avec une puissance de haine et de dialectique inouies; et ce n'était plus cette fois de la passion et de la colère, ordinaire aliment des livres de ce parti; c'était de la logique, et une logique d'airain. L'auteur ne prétendait rien moins qu'apporter dans la politique et la psycologie, le rigueur d'une démonstration mathématique. S'élevant aux plus hautes généralités de la métaphysique sociale, il saisissait corps à corps successivement, philosophes, économistes, jurisconsultes, et les écrasait sous les coups de la dialectique la plus dissolvante et la plus impitoyable qui fut jamais. L'opinion ultra-radicale n'avait pas eu jusqu'alors un représentant à la fois aussi extrême et aussi logique.

La conséquence pratique et inévitable du syllogisme de l'auteur, était la destruction complète et immédiate d'un ordre de société qui n'existait, disait-il, que par le bénéfice *d'un mensonge, d'une fraude, d'une impossibilité psycologique :* lois, économie, religion, tout était à refaire. Pour revenir à la justice et à la vérité, il fallait renverser tout l'édifice : (dût le genre humain, être écrasé sous ses ruines !) et l'auteur, loin de dissimuler la violence de ses solutions, les proclamait avec une assurance terrible, et se posait presque comme l'ange exterminateur, envoyé par Jehovah, pour noyer dans le sang le camp des infidèles.

La sensation produite par ce livre fut profonde et diverse. « Comme une pierre lancée dans un monceau de serpents, dit l'auteur lui-même, le premier mémoire sur la propriété a excité de vives colères et soulevé bien des consciences; mais tandis que les uns vouaient à l'exécration publique l'auteur et son ouvrage, d'autres ne trouvaient que chez lui la solution des problèmes fondamentaux de la société. »

Enfin, l'auteur crut devoir envoyer un auxiliaire à ce premier champion. Ce nouveau livre adressé à un célèbre économiste, ne démentit son aîné, ni sous le rapport du talent, ni sous celui de la vigueur des déductions. Mais, au point de vue pratique, il mitigeait singulièrement la sauvage fureur du premier. L'auteur, tout en conservant à ses doctrines métaphysiques leur exclusion et leur rigueur, en les fortifiant même d'une appréciation profonde et nouvelle des révolutions historiques, l'auteur, dis-je, se défendait du rôle incendiaire qu'il avait joué dans son premier livre et semblait reconcilié avec la société présente, au point de s'en remettre au cours naturel des événements de la réalisation de ses principes.

Puis, se retournant contre ses propres amis, contre les divers représentants du parti radical, il les traitait, hommes et journaux, avec non moins d'hostilité et de courroux que les combattants du camp ennemi.

Nous ne savons quelle impression cette conduite dut produire sur les admirateurs de l'écrivain, ni quelles causes on pouvait lui assigner; nous n'entrerons pas même dans l'examen approfondi de l'ensemble des doctrines; car, cet examen demanderait des études de jurisprudence et d'économie que nous n'avons pas faites; nous nous bornerons à dire * que nous croyons le but dépassé et la véritable nature de l'homme méconnue, et nous ajouterons que, si l'auteur a cru pouvoir soutenir, en se plaçant à un certain point

* Tout en payant notre tribut sincère d'admiration à l'incontestable talent d'analyste et surtout d'écrivain de l'auteur des Mémoires.

de vue métaphysique, que *la propriété est impossible*, on peut avec plus de raison, en se renfermant dans le domaine des réalités présentes, déclarer que la société ne peut se concevoir sans la consécration du principe de la propriété. Nous aurons l'occasion prochaine de motiver notre assertion et d'entrer, selon la mesure de nos forces, dans le fond des choses.

Mais, ce dont on ne saurait trop blâmer l'auteur, c'est le ton d'âpre sarcasme, et même, qu'on me passe le mot, de grossière animosité, avec lequel il combat toutes les opinions, je ne dirai pas opposées et hostiles, mais seulement antérieures, à la sienne, tous les hommes, à quelque drapeau politique qu'ils se rattachent. Il se proclame l'ami des prolétaires, l'apôtre du progrès; mais aussitôt que sortant de cette sympathie d'abstraction, si je puis m'exprimer ainsi, il prononce un nom d'homme, c'est pour le maudire : tous ceux que le peuple aime et vénère, tous ceux qu'il est habitué à regarder comme ses protecteurs et ses guides, il les déchire impitoyablement.

Pourquoi cette malveillance, cet acharnement à l'égard de ses alliés naturels? et si l'énergie même de ses convictions l'entraîne à l'intolérance sur le fond des choses, ne pourrait-il du moins respecter les caractères et les intentions. Sa manière de réfuter ressemble à la diffamation ; ses arguments sont obscurcis d'injures. Comment expliquer une manière d'agir aussi violente, et j'ajouterai aussi dangereuse ? Car si la facilité avec laquelle l'auteur des mémoires avoue presque effrontément avoir passé lui-même par tous les systèmes philosophiques, par toutes les croyances religieuses les plus opposées, et être *encore assailli aujourd'hui* de *mille opinions extravagantes et contradictoires* ne lui fait pas un devoir de la tolérance à l'égard des autres, ne craint-il pas du moins de nuire à sa propre cause en la défendant avec aussi peu de mesure et de décence?

L'auteur dit quelque part dans son second livre adressé à M. Blanqui : « Je vous entends me » reprocher ce dogmatisme outrecuidant, cette » présomption effrénée qui ne respecte rien, s'ar- » roge exclusivement le bon sens et le bon droit, » et prétend attacher au pilori quiconque ose » soutenir une opinion contraire à la sienne, etc. »

Ces reproches sont légitimes ; et l'auteur ne saurait trouver d'xcuses suffisantes dans les deux raisons qu'il apporte de sa manière d'agir. En effet la raison *d'intention* lui est commune avec tous ceux qu'il déchire, et pourtant ne le détermine pas à la modération; et quant à la raison de *droit*, elle n'est peut-être pas aussi *péremptoire* que l'auteur l'affirme.

La passion est un mauvais conseiller; et lorsqu'il y a du fiel au cœur, il est bien rare que la tête ne s'en ressente. Il m'a semblé à moi, que la critique de l'auteur des mémoires était plutôt spirituelle que profonde, plutôt spécieuse que puissante; il abuse, ce me semble, d'un mode de réfutation facile, qui consiste à choisir dans un auteur ou un système quelques idées même secondaires, et à prétendre détruire toute l'œuvrê en combattant ces extraits du point de vue exclusif de son opinion, qu'il a l'air de regarder comme l'unique *Criterium* de toute philosophie sociale.

Il lui arrive même quelquefois de juger sans parfaite connaisance de cause, et de faire sur un livre ou un système des assertions qu'il ne démontre pas, ou bien de tirer d'un raisonnement une conclusion qui déborde largement les prémisses.

Cette manière de raisonner a deux conséquences très mauvaises : la première d'induire en erreur ses lecteurs sur le compte d'hommes et de choses qu'ils ne connaissent que par ses assertions; la seconde de faire suspecter sa bonne foi même pour ce qui est de son propre fonds.

Comment concilier, par exemple, cette sympathie pour le pauvre dont l'âme de l'auteur semble déborder, avec la légèreté, je dirai plus, la passion haineuse qu'il apporte dans l'examen de la théorie de Fourier, cet autre ami de l'humanité qui consuma une vie longue et amère, et les plus nobles facultés à la recherche du problème social; à arracher l'humanité du cercle affreux de misère et de crime, dans lequel elle se traîne depuis six mille ans — Soldat de l'humanité, comparez donc vos services avec ces quarante années de souffrances et de méditations; montrez-nous donc vos exploits et vos cicatrices. — Converti d'hier, bégayant à peine quelque mots du grand livre de la science sociale, déjà vous prétendez chasser du temple comme de vils spéculateurs ceux que la reconnaissance et le respect des hommes sont habitués à saluer du nom de pères et d'amis.

Quoi, monsieur, vous n'avez pas trouvé dans votre ame un mot de bienveillance et de sympathie, tout au moins pour les efforts du réformateur ! La théorie de Fourier ne vous a montré, suivant votre cynique langage, que *bêtise* et *infamie*. Cette admirable combinaison de moyens à la fois si neufs et si simples pour un bonheur auquel il ne serait permis à aucun être d'échapper ; cette grande et sainte harmonie, la première religion qui rattache véritablement l'homme au créateur par toutes les aspirations de son être, qui déracine de son cœur jusqu'à la possibilité de l'athéisme, cette sublime utopie n'a offert à votre imagination que *bêtise* et *infamie!* .... Non, non, Monsieur, je ne saurais croire.... la passion vous aveugle, ou plutôt vous blasphêmez ce que vous ne connaissez pas.

Prouver à tous la vérité de cette conclusion, tel est le but que je me propose dans cette brochure, que l'amour de la vérité m'a seul déterminé à entreprendre, l'auteur sera lui-même mon plus puissant auxiliaire dans cette lutte inégale ; car malgré son immense talent, il a donné contre lui, sans le savoir, aux petits et aux simples, des armes qui l'atteindront d'autant plus sûrement que sa passion le livre sans défense à leurs coups.

Je déclare ici, tout d'abord, que je ne connais ni M. Considérant ni aucun autre membre de l'école sociétaire; c'est en lisant et en réfléchissant seul que j'ai acquis, je ne dirai pas une conviction profonde, mes études n'ayant pas été assez complètes pour produire en moi ce résultat, et d'ailleurs l'expérimentation pouvant seule à mes yeux sanctionner définitivement la théorie de Fourier, mais du moins la sympathie la plus vive et le respect le plus profond pour cette doctrine, dont le but est si grand et si généreux, les moyens si merveilleux à la fois, si simples et si faciles. Et je dois ajouter qu'il me semble difficile que l'étude attentive et impartiale de ce système ne produise pas un résultat analogue dans l'esprit de tout homme sérieux et raisonnable.

Des attaques contre Fourier répandues dans les *mémoires sur la propriété*, deux parts peuvent être faites : l'une et la plus longue, je le dis à la honte de l'auteur, est celle des injures; l'autre se compose d'un corps d'objections plus ou moins fondées contre la doctrine. Je m'abstiendrai de répondre à la première partie, parce que l'on ne saurait résister à l'injure que par l'injure, et que je regarde cette arme comme indigne d'un homme qui croit défendre la vérité.

La seconde partie, celle des objections, me préoccupera donc uniquement. Or, c'est à la fin de son *second mémoire* que l'auteur a réuni le plus grand nombre de ces objections. Là, il semble procéder *ex professo* à une réfutation explicite des bases et des résultats de la *théorie sociétaire*. Ce sera surtout à cet ensemble que je répondrai, en m'efforçant d'y rattacher les objections répandues dans le premier mémoire.

Mais que le lecteur ne s'attende à retrouver dans cet écrit ni la profondeur métaphysique, ni la dialectique serrée et puissante, ni surtout le style merveilleux de souplesse, d'élégance et d'énergie que possède mon adversaire. C'est toujours par le côté vulgaire et pratique que je présenterai mes raisons. Je ne suis, moi, ni savant, ni spirituel; un saint respect m'a tenu toujours éloigné de la psycologie et de l'algèbre. Semblable au berger de l'Écriture qui se présente au combat contre le géant avec une houlette et quelques pierres, moi je n'ai d'autre arme contre mes puissants ennemis, que le bon sens. Je me contenterai de dire tant bien que mal ce que je crois juste et vrai, et je n'ambitionnerai d'autre gloire que celle *d'avoir raison*.

Avant de terminer son second mémoire, l'auteur veut livrer une bataille décisive à la théorie de Fourier qu'il rencontre sans cesse sur sa route. Il prélude à l'attaque en ces termes :

« Les économistes, interrogés à leur tour, proposent d'associer le capital et le travail. Vous savez, Monsieur, ce que cela signifie : pour peu qu'on presse la doctrine, on s'aperçoit bientôt qu'il s'agit là d'absorber la propriété, non plus dans une communauté, mais dans une commandite générale et indissoluble. En sorte que la condition du propriétaire ne différerait plus de celle de l'ouvrier que par un plus gros traitement. Ce système avec des accessoires particuliers et quelques embellissements, est la pensée même du phalanstère. »

Disons, pour rétablir l'axiôme fouriériste, dans son exactitude qu'aux deux titres d'association cités ici, le réformateur ajoute *le talent*.

Cette formule dont la largeur et la fécondité ont été reconnues et proclamées par les adversaires même de la théorie sociétaire; cette formule a, par rapport à l'auteur, l'irrémissible tort de ruiner de fond en comble son utopie d'égalité absolue, en établissant pour chaque homme des droits proportionnels à son *capital*, à son *travail* et à son *talent*. Aussi consacre-t-il à la réfutation de ladite formule plusieurs chapitres de son premier mémoire.

Commençons par examiner ces chapitres.

Dès l'abord, l'auteur a peine à contenir son indignation, et il déclare, ex abrupto, que *la proposition fouriériste est fausse, absurde, injuste, contradictoire, hostile à la liberté, fautrice de tyrannie, anti-sociale*, etc.

Tout doux, mon maître....Mettez des bornes à votre exubérante fécondité d'épithètes; songez que vous n'avez encore rien prouvé, et que c'est débuter avec moins de calme et de raison qu'il ne convient à un philosophe, que de commencer par accabler d'injures son adversaire.

« Et d'abord, dit l'auteur, le capital doit être rayé des éléments de la rétribution. Les fouriéristes ne reconnaissant que le travail pour principe de la propriété, l'usufruitier qui fait cultiver son champ par un autre, perd ses droits de propriétaire à mesure que le cultivateur les acquiert par le travail qui fait fructifier le fonds. »

Nous n'examinerons pas si l'organisation sociétaire, par cela même qu'elle fait un travailleur de chaque homme, de chaque citoyen de la phalange, ne change pas complètement la question même, au point de vue métaphysique; mais nous bornant aux solutions pratiques et d'une application générale, nous répondrons que la propriété, soit qu'elle dérive de *l'occupation* ou *du travail*, ou de tous les deux à la fois, est un fait positif et inhérent à l'humanité actuelle; c'est une nécessité sociale qu'on ne saurait briser violemment, sans la plus sanglante et la plus impossible des révolutions. Que la société s'achemine d'elle-même vers l'extinction de la propriété, l'auteur le pense, et nous le lui accorderons volontiers, quoique un peu gratuitement, pourvu qu'il admette, de son côté, que le but est encore à quelques siècles de nous, et que cette perspective ne change et ne changera en rien, d'ici à bien des années, hélas, la situation présente des hommes et des choses; et que la propriété grande ou petite n'en reste pas moins abusive, despotique et jalouse : les récents propriétaires renchérissent même d'ordinaire sur les anciens, sous ce rapport.

Allons plus avant. Quel est le but suprême et définitif que poursuit l'auteur par l'abolition de la propriété ?... N'est-ce pas de faire cesser l'exploitation de l'homme par l'homme, et d'assurer à chaque individu un droit personnel au travail et aux produits sociaux. Mais ce but se trouve pleinement atteint par la théorie de Fourier ; et l'auteur en convient lui-même, lorsqu'il dit ailleurs', qu'au phalanstère les pauvres jouissent d'un *droit à la terre et au travail*. A quoi tend en effet cette absorption de la propriété particulière dans une association générale, sinon à remplacer le droit individuel par le droit social ; à faire des éléments de la richesse, capital, travail et talent, la propriété de tous sans acception de personnes. Il est vrai que Fourier ne porte pas, dans la distribution du dividende, cette égalité mathémathique que réclame l'auteur ; mais c'est précisément là que gît le sophisme : voilà où le but est dépassé, et toutes les lois de la nature méconnues et violées, c'est là le lit de Procuste, sur lequel tous les niveleurs veulent étendre la société : l'égalité absolue !... Mais où donc est-elle dans la nature?... Y a-t-il deux êtres qui soient égaux en forme, en puissance, en action ?........ Comment la concevoir surtout dans la société humaine, composée d'éléments si inégaux !...

J'espère montrer tout-à l'heure, combien l'auteur, quoique je le regarde comme le dogmatique le plus rigoureux de l'école, a peu prouvé la possibilité et la justice de cette égalité de salaire ; du moins, ne saurait-il s'empêcher de reconnaître, s'il est de bonne foi, que la doctrine de Fourier se trouve dans les voies pratiques du progrès, en garantissant au travailleur un droit direct à l'exploitation et aux produits de tout genre ; et que non seulement elle offre la réalisation immédiate de tout ce qui est actuellement possible, mais encore qu'elle implique disposition des éléments sociaux plus favorable que partout ailleurs, pour amener tous les progrès rationnels et équitables.

Jusqu'au jour, en effet, où vous serez parvenu (et certes nous en sommes loin), à déraciner du cœur des hommes le désir et l'amour de la propriété, la question, en s'en tenant aux abstractions métaphysiques et psycologiques, n'aura pas fait un pas. Or, nous aurons occasion de faire voir, dans le cours de ce travail, que s'il est une doctrine qui tende pratiquement au but que je viens d'indiquer, c'est bien celle de Fourier, qui ne va à rien moins qu'à déplacer complètement les bases du bonheur et de la considération, en les attachant au travail.

Au résumé, il nous semble hors de contestation que tout philosophe qui travaille à une organisation meilleure, présente et pratique, doit en puiser les matériaux dans la société actuelle, et que la propriété est le plus indispensable de ces matériaux.

Mais, pour maintenir la propriété dans les limites de la justice, il faut balancer sa puissance et ses droits par la consécration et l'agrandissement de ceux du travail et du talent; et Fourier est le premier réformateur qui en ait compris la nécessité et fourni les moyens.

A chacun selon son travail.

Ici l'auteur lutte contre l'évidence... Il soutient que la matière exploitable étant bornée (et nous montrerons qu'elle ne l'est pas), et chaque homme ayant reçu une force suffisante et un droit égal pour accomplir une portion du travail social, la part de chaque travailleur doit être parfaitement égale, et partant la récompense.

« On a calculé, ajoute-t-il, que si le travail était réparti selon le nombre des individus valides, la durée moyenne de la tâche journalière, en France, ne dépasserait pas cinq heures. De quel front ose-t-on parler de l'inégalité des travailleurs? »

Je demanderai à l'auteur, s'il pense qu'on ait tenu compte, dans ce calcul, des travaux de l'intelligence dont le champ est évidemment illimité, et qui sont bien aussi, je l'imagine, une partie du labeur social; et si, d'autre part, on a embrassé, dans la classe des *individus valides*, les femmes, les vieillards, les enfants, les très faibles, les très forts, et de plus les poètes, les philosophes, les orateurs, les artistes, etc., etc. Il est bien visible qu'il n'y a aucune assimilation possible, quant à la durée du travail, entre toutes ces catégories d'ouvriers, et ce que l'auteur appelle des individus valides.

Je soutiens donc jusqu'à preuve contraire : 1° que l'égalité mathématique des tâches est impossible; 2° qu'elle serait souverainement injuste; j'en vais donner de nouvelles raisons.

L'auteur paraît envisager constamment les travaux exécutés dans la société humaine comme une exploitation identique, simple et surtout matérielle, où la part de chacun puisse être rigoureusement tracée. Mais il s'en faut de beaucoup que le temps soit la seule idée catégorique qui doive entrer dans l'appréciation des divers genres de travaux. Comment ne tiendrait-on pas compte, en effet, de la difficulté particulière à telle ou telle besogne, de la répugnance ou du charme qui lui est inhérent, des effets morbides ou hygiéniques qu'elle entraîne, et surtout de son degré d'importance par rapport à la chose publique; puis, dans un ordre particulier de fonctions, du courage et de l'adresse qu'y apporte chaque travailleur *.

« En tant qu'associés, dit l'auteur, les travail-
« leurs sont égaux, et il implique contradiction
« que l'un soit payé plus que l'autre. »

Egaux en droits, je l'accorde; mais non en puissance, mais non en mérite, et non plus par conséquent en récompense. J'entends par égalité de droits, la possibilité égale pour tous de travailler, de se développer par l'éducation, et de pouvoir se procurer, sans obstacle de la part de la société,

* Voici un exemple entre mille : De deux médecins habitant le même quartier, l'un, inférieur en mérite ou en réputation, n'est jamais appelé, et ne peut, malgré sa bonne volonté, accomplir sa tâche. L'autre aimé et estimé court le jour et la nuit. Quelle similitude à établir entre la récompense de ces deux médecins? Contraindrez-vous à la confiance, d'une part; ou de l'autre, imposerez-vous despotiquement des bornes au zèle du médecin et à la reconnaissance de ses clients?...

toutes les satisfactions qui sont en rapport avec son organisation et sa puissance.

Mais, je le demande, par quel affreux despotisme briserez-vous l'instrument de travail entre les mains du fort, pour l'empêcher de produire au bout de ces cinq heures de tâche que la société lui aurait imposées. « *La quantité des choses productibles étant limitée*, dites-vous, il ne faut pas que le fort prive le faible de son droit au salaire, en lui enlevant son droit au travail. »

Dans un certain ordre matériel et de production du nécessaire, cela peut se soutenir; mais, encore une fois, les produits intellectuels sont sans limites. Vous ne sauriez donc vous opposer à ce que le laboureur ou l'industriel laborieux et intelligent ne se délasse de sa tâche matérielle dans l'étude des sciences ou des arts. Or, ce second travail sera-t-il ou non productif? et comment empêcher qu'il le soit dans une société libre et intelligente?...donc, il deviendra une nouvelle source de richesses et de jouissances inconnues au faible. Que signifie dès lors l'égalité des tâches et des salaires? Elle n'est pas, ou bien elle est la plus horrible et la plus impossible des tyrannies : *smumum jus, summa injuria!....*

« Le travail, dit l'auteur, est-il pour l'homme une condition ou un combat? La réponse ne saurait être douteuse. Dieu a dit à l'homme : Tu mangeras ton pain à la sueur de ton visage, c'est-à-dire tu produiras toi-même ton pain : avec plus ou moins de plaisir, selon que tu sauras diriger et combiner tes efforts, tu travailleras. Dieu n'a pas dit : Tu disputeras ton pain à ton prochain ; mais, tu travailleras à coté de ton prochain, et tous deux vous vivrez en paix. »

Reprenons cette tirade :

Le travail est-il une condition ou un combat? Je réponds qu'il est l'un et l'autre : *condition*, quant à la satisfaction des besoins communs à l'espèce ; *combat* dans l'acquisition des jouissances proportionnées à l'organisation particulière de chaque individu.

« Dieu a dit à l'homme : tu mangeras ton pain à « la sueur de ton visage, etc. » Cela est parfaitement vrai ; mais il ne s'agit pas seulement de manger du pain : *non in solo pane vivit homo*, disent ailleurs les saintes écritures, *sed in omni verbo quod procedit de ore Dei;* et c'est à l'égard de cette dernière nourriture que les appétits et les capacités, si j'ose le dire, diffèrent du tout au tout. Je m'explique: En dehors du cercle que la nécessité trace autour de chaque homme, pour la conservation et l'entretien de sa vie, il en existe un autre plus vaste, dont la société forme aussi les limites, et qui s'adresse à un ordre de besoins moins impérieux, mais dont la satisfaction constitue la portion la plus essentielle du bonheur pour l'individu et pour la société. Or, c'est dans ce dernier cercle qu'il faut laisser à l'individualisme tout son développement, toute sa faculté d'acquisition par le travail, sous peine de briser tous les ressorts de l'ame humaine, moins celui de la faim.

La conséquence pratique de ceci est: 1° qu'il ne faut pas qu'un homme soit privé des moyens de travail en aucun genre; qu'il faut surtout que sa coopération à la production du nécessaire lui soit garantie par un pacte fondamental, et que sa vie ne dépende ni du caprice de l'homme, ni des chances du hasard; 2° que au-delà de ces limites, il faut permettre et ouvrir à l'intelligence et à l'activité le plus libre essor * Or, tel est le double

* L'auteur, comme à son insu, vient abonder lui-même dans mon sens, lorsqu'il dit: « Dans l'imprimerie, où les travailleurs sont d'ordinaire à leurs pièces, l'ouvrier compositeur reçoit tant par mille de lettres composées,

but poursuivi et atteint par Fourier: nous le montrerons jusqu'à l'évidence.

Arrivons à la troisième partie de la proposition sociétaire, *à chacun selon son talent*, que l'auteur combat en cherchant à établir celle qui lui est diamétralement opposée.

Ce chapitre me paraît une véritable gageure

le pressier tant par mille de feuilles imprimées. Là, comme ailleurs, on rencontre des inégalités de talent et d'habileté. Lorsqu'on ne redoute pas la CALENCE, c'est-à-dire le chômage, que le tirage et la lettre ne manquent pas, chacun est libre de s'abandonner à son ardeur, et de déployer la puissance de ses facultés : alors celui qui fait plus, gagne plus ; celui qui fait moins gagne moins. L'ouvrage commence-t-il à devenir rare? compositeurs et pressiers se partagent le labeur; tout accapareur est détesté à l'égal d'un voleur ou d'un traître. »

Il y a ici la délimitation précise, quoique dans un même ordre de fonctions et de circonstances, de deux modes du travail dont je parle (condition et combat). Le cas de la nécessité où l'égalité est imposée par la force des choses, et celui de la surabondance du travail où chacun peut s'abandonner à son ardeur. Fourier ne demande pas autre chose.

contre le bon sens, mais en même temps un chef-d'œuvre de finesse et d'entortillage.

L'auteur y emploie successivement avec une égale habileté, la métaphysique et l'algèbre, l'ironie et l'exemple. Tantôt il fait des distinctions d'une subtilité décourageante; tantôt il pose en face l'un de l'autre l'homme de talent et la société, et les fait agir à sa guise comme deux marionnettes. Puis il sabre en passant tous les économistes présents et passés, et traite l'illustre Say ni plus ni moins que comme un méchant écolier qui ne sait pas les premières lignes de sa leçon. Mais le plus souvent il se contente d'affirmer avec une audace inouie; son aplomb est renversant; rien ne le trouble, rien ne l'arrête; ce qui pour les autres égalitaires est un insurmontable embarras, n'est pas même une objection pour lui; et son intrépidité s'accroît, comme celle du tigre en proportion même des difficultés de sa position et du nombre de ses ennemis.

Vains efforts! la vérité, comme un trait fatal, demeure attachée à son flanc et le suit partout: *hæret infixus lateri lethalis arundo*. Sans cesse, et à travers tous les sophismes dont il cherche à l'obscurcir, elle brille de son éclat immortel; et nous osons soutenir qu'il n'y a pas, dans les quinze à vingt pages dont se compose le chapitre de l'auteur, un seul argument, qui puisse supporter le regard calme et impartial de la raison.

On comprendra facilement toutefois, que je ne saurais reproduire ici les quinze pages en entier. Il est presque impossible d'analyser avec méthode toute la série du raisonnement. La liaison en est obscure; quelquefois même n'existe pas. Je me contenterai donc de citer et de combattre quelques-unes des idées qui sont comme les colonnes de tout l'édifice.

« Chose singulière, s'écrie l'auteur, après un préambule adroit et ingénieux, ce qui a tant effarouché les esprits, n'est pas une objection; (il sagit de l'inégalité des facultés) c'est la condition même de l'égalité. L'inégalité de nature condition de l'égalité des fortunes !.... quel paradoxe ! Je répète mon assertion, afin qu'on ne pense pas que je me méprenne : l'inégalité des facultés est la condition *sine quâ non* de l'égalité des fortunes. »

Vit-on jamais affirmation aussi hardie d'une proposition qui répugne si fort au bon sens? Ce serait envérité à fermer le livre avec mépris si l'auteur n'avait auparavant fait ses preuves d'habileté et de logique; hâtons nous donc d'arriver à la démonstration.

« Tout travailleur est censé capable, dit l'auteur, de l'œuvre dont il est chargé, ou pour m'exprimer comme le vulgaire, tout artisan doit savoir son métier. L'ouvrier suffisant à son ouvrage, il y a équation entre la fonction et le fonctionnaire. »

Ce qui veut dire, en expliquant cette pensée par les développements même de l'auteur, que les poètes sont créés pour faire des vers, comme les maçons pour bâtir, les tailleurs pour habiller, etc., et que la nature ayant dispensé les aptitudes en proportion avec les besoins sociaux, il suffit que chacun s'acquitte de la tâche spéciale pour laquelle il est organisé, pour qu'il mérite également de la société.

Sans chercher à méconnaître ce que cette manière d'envisager les fonctions sociales a de séduisant au point de vue du calcul psycologique, je me bornerai à constater ici, quant à l'objet de la discussion présente, une lacune capitale.

L'auteur, en établissant que chaque travailleur suffit à sa fonction, semble ne pas songer qu'il s'agit surtout, dans la proposition fouriériste, de l'inégalité relative de deux travailleurs ou de deux produits, dans un même ordre de fonctions : par exemple, de deux médecins ou de deux orateurs; de deux tableaux, de deux livres, de deux paires de bottes, etc.

Envisagée de ce point de vue, la pensée de l'auteur devient, quant à la question, un non sens. L'ouvrier médiocre suffit moins à sa tâche que l'ouvrier habile; l'ouvrier supérieur y suffit plus que l'ouvrier habile ; et c'est précisément dans l'appréciation de ces degrés de *plus* et de *moins*, que gît toute la question de l'inégalité des talents.

Or, dans tout le cours de sa démonstration, l'auteur n'a pas une seule fois abordé cette face des choses, en sorte que toute sa polémique se trouve ruinée par le fait seul de cette omission.

Il commet donc une pétition de principe évidente, lorsqu'il dit un peu plus loin : « En traitant de l'élément du travail, j'ai fait voir comment, dans un même genre de services productifs, la capacité de fournir une tâche sociale étant donnée à tous, l'inégalité des forces individuelles ne peut fonder aucune inégalité de rétribution. »

Il est bien clair, par ce que nous venons de dire, que l'auteur n'a rien prouvé de ce qu'il avance, et quant au rêve de l'égalité des tâches, je penseque le lecteur est fixé sur le cas qu'il doit en faire.

« Toute la question, ajoute-t-il, se réduit donc à prouver que les fonctions sont égales entre elles, comme, dans une même fonction, les travailleurs sont égaux entre eux. »

L'auteur ne prouvera pas mieux cette seconde proposition qu'il n'a prouvé la première. Les fonctions ne sont point égales sous un double rapport : 1° eu égard à la société, elles sont plus ou moins nécessaires, plus ou moins utiles, plus ou moins frivoles ; 2° eu égard aux travailleurs, elles sont plus ou moins pénibles, plus ou moins attrayantes ; elles exigent plus ou moins de courage, d'application, de persévérance, de dévouement, etc.

Afin d'établir l'égalité des fonctions, l'auteur s'efforce de démontrer celle des produits. Car, il ne s'agit pas de l'opinion qu'on peut concevoir du mérite de tel ou tel fonctionnaire, mais de la valeur échangeable de son œuvre. C'est donc la loi des échanges qu'il faut trouver et déterminer plutôt que la valeur psycologique des capacités.

« Le commerce, dit-il, est l'échange des valeurs égales ; car si les valeurs ne sont pas égales, et que le contractant lésé s'en aperçoive, il ne consentira pas à l'échange; et il ne se fera point de commerce. »

L'égalité des échanges peut résulter, soit d'une parité complète entre les valeurs échangées, soit de l'accumulation des valeurs d'un ordre inférieur. Ainsi, l'on établit l'équilibre dans une pesée, en plaçant, dans un des bassins de la balance, un certain nombre d'objets dont la somme équivaut au poids placé dans l'autre bassin. C'est là une vérité digne de M. de Lapalisse; si l'auteur entend autrement l'égalité des échanges, il lui reste à s'expliquer et à prouver.

« Le commerce n'existe qu'entre hommes libres: partout ailleurs il peut y avoir transaction accomplie avec violence ou fraude : il n'y a pas commerce. »

« *Est libre*, l'homme qui jouit de sa raison et de ses facultés; qui n'est ni aveuglé par la passion, ni contraint ou empêché par la crainte, ni déçu par une fausse opinion. »

Autant valait dire tout de suite, *l'homme parfait*.

Voilà du reste une définition de la liberté, telle que la pauvre humanité pourrait bien courir encore pendant quelques millions d'années sans l'atteindre. D'ici là, pas de commerce !.......

« Rendez aux hommes la liberté, ajoute l'auteur un peu plus loin ; éclairez leur intelligence, afin qu'ils connaissent le sens de leurs contrats, et vous verrez la plus parfaite égalité présider à leurs échanges, sans aucune considération pour la supériorité des talents et des lumières. » Ce qui revient à dire : Faites tous les hommes égaux en intelligence, en lumières acquises, en sentiment du beau, en goûts et en instincts, etc., et alors ils n'auront plus qu'une règle unique d'appréciation des choses. L'auteur a évidemment oublié l'aphorisme virgilien : *trahit sua quemque voluptas.*

Mais si tous les produits sont égaux entre eux, quelle est leur valeur absolue, quel est le principe unique qu'il faut substituer à toutes les appréciations individuelles ou générales de goût et de convention? Ici, nous entrons dans le domaine d'une nouvelle science. La loi suprême des échanges, cette philosophie du commerce, c'est à l'économie politique que l'auteur va la demander. Que dis-je, *demander!* ne le pensez pas, lecteur ; l'auteur des *Mémoires* a trop d'indépendance au cœur pour devoir quelque chose à un autre, pour se ranger sous un drapeau quelconque. Il se désavouerait lui-même plutôt que de ressembler à qui que ce fût au monde. Il entre dans l'économie politique, mais c'est pour la démolir de fond en comble, et la refaire à sa guise. Tous les économistes sont des ignorants qui *en fait de socialisme, ne sortent du niais que pour tomber dans l'absurde;* et le patriarche de l'école, le *trismégiste Say*, comme il l'appelle, *ignorait* même *ce que c'est qu'une science; ou plutôt, ne savait pas ce dont il se mêlait de parler.*

Jugez-en plutôt. B. Say a osé soutenir que la valeur des choses commercialement parlant, variait sans cesse suivant les temps, les lieux, les goûts, les usages, les circonstances, etc. Quelle bévue !...

Ecoutons l'auteur rétablir en se jouant les bases de la science.

« Combien de clous valent une paire de sabots ? Si nous pouvions résoudre cet effrayant problème, nous aurions la clé du système social que l'humanité cherche depuis six mille ans. Devant ce problème, l'économiste se confond et recule ; le paysan qui ne sait ni lire ni écrire répond sans broncher : autant qu'on en peut faire dans le même temps et avec la même dépense. »

« La valeur absolue d'une chose est donc ce

qu'elle coûte de temps et de dépense : combien vaut un diamant qui n'a coûté que d'être ramassé sur le sable ? — Rien, ce n'est pas un produit de l'homme — Combien vaudra-t-il quand il aura été taillé et monté ? — Le temps et les dépenses qu'il aura coûtés à l'ouvrier. — Pourquoi donc se vend-il si cher ? — parce que les hommes ne sont pas libres. La société doit régler les échanges et la distribution des choses les plus rares, comme celle des choses les plus communes, de façon que chacun puisse y prétendre et en jouir. — Qu'est-ce donc que la valeur d'opinion ? — un mensonge, une injustice, un vol. »

En ce moment si je me trouvais près de l'auteur, et que je ne craignisse pas d'exciter trop violemment son courroux, je me pencherais à son oreille, et je lui demanderais bien doucement s'il croit à un seul mot de tout ce qu'il vient de dire. Le témoignage de sa conviction serait à coup sûr l'argument le plus puissant qu'il pût présenter sur sa théorie des valeurs. Un objet ne vaut que ce qu'il a coûté de temps et de dépenses ! Ainsi un faux diamant vaudrait plus qu'un vrai, car la main d'œuvre y est plus considérable. Ainsi il est absurde de préférer une agathe à un caillou, et n'est pas *libre* celui qui échangera vingt bouteilles de vin de Surène contre une seule de Chambertin !...

Ainsi nulle différence de valeur commerciale entre un tableau du Titien et une enseigne de cabaret, barbouillée dans le même espace de temps et avec des frais égaux de toile et de couleur ; la statue du gladiateur vaut tout juste autant que cinquante ou cent moellons charriés, fendus et empilés dans un temps et avec des frais égaux à ceux qu'a coûtés la création du chef-d'œuvre.

La plus belle ode de Lamartine n'atteindra jamais le prix d'une charretée de légumes, etc.

Pour échapper autant que possible à l'absurdité des conséquences renfermées dans son principe, l'auteur prétend que tout ouvrage sortant des mains de l'homme, comparé à la matière brute dont il est formé, est d'un prix inestimable; *et qu'à cet égard la distance est aussi grande entre une paire de sabots et un tronc de noyer, qu'entre une statue de Scopas et un bloc de marbre.* Nouveau sophisme dont le bon sens fait facilement justice. A qui donc l'auteur espère-t-il persuader des opinions semblables ? Il prétend que si les hommes étaient libres et éclairés, ils ne paieraient pas plus un produit que l'autre; et dans ce dernier exemple, ce sont préci-